歩行再建を目指す
下肢装具を用いた理学療法

 編集 阿部浩明

文光堂

編　集

阿部　浩明　広南病院リハビリテーション科総括主任

執　筆（執筆順）

阿部　浩明　広南病院リハビリテーション科総括主任

辻本　直秀　西大和リハビリテーション病院リハビリテーション部

大鹿糠　徹　広南病院リハビリテーション科

神　　将文　広南病院リハビリテーション科

安倍　恭子　山形済生病院リハビリテーション部主任

江川　　廉　山形済生病院リハビリテーション部副主任

大垣　昌之　愛仁会リハビリテーション病院リハ技術部部長

冨澤　恵美　南相馬市立総合病院リハビリテーション技術科

門脇　　敬　大崎市民病院鳴子温泉分院リハビリテーション室

鈴木裕太郎　山形済生病院リハビリテーション部

関　　崇志　広南病院リハビリテーション科主任

増田　知子　千里リハビリテーション病院理学療法士チーフ

田村　哲也　千里リハビリテーション病院サブチーフ

廣谷　和香　千里リハビリテーション病院サブチーフ

芝崎　　淳　総合南東北病院リハビリテーション科主任

序

　小生が理学療法士となって20有余年が経過した．この間，実に様々な変化があったわけだが，身近なところでその変化を感じるものの一つに電話があろう．小生が子供の頃にはどこの家庭にもあった黒電話がいつの間にやらプッシュ式の電話に変わり，ついには携帯電話が普及し，瞬く間にsmartphoneが拡がって，今や"一人が一台以上のモバイル端末を所有する時代"と言ってよいだろう．その凄まじいスピード感はないものの，神経理学療法に関わる知識や技術もまた少しずつ変化を遂げてきたように思う．神経理学療法に深く関連した科学的技術の著しい変化はロボティクスに代表されるが，様々な課題を抱え現時点では臨床に広く普及しているとは言いがたい．一方，装具療法においてはその普及と進歩を穏やかながらも体感できるのではないだろうか．本書は，実際の臨床のフィールドに従事する理学療法士が歩行再建を目指した取り組みを紹介した書であり，各執筆者が果敢に，そして，真摯に挑んだ軌跡がひしひしと伝わってくる．ここにある取り組みは，少なくとも10年前の小生の眼には，非常識な治療として映ったであろう．

　これまでの常識として，"脳卒中片麻痺者の回復の特性として，末梢である足部の機能の回復に限界があることは少なくないが，股関節や膝関節などの近位の回復は良好なことが多い"という概念がある．これはおそらく多くの方の共感を得ることができるであろうし，事実であろう．このためか，足部は動きを制限することが第一選択となり，股関節や膝関節の動きは制限せずに足部の関節自由度を制限する短下肢装具が理学療法では多用されてきた．本書で紹介される"歩行の力学的パラダイム"として知られる"倒立振子モデル"を形成した歩容の獲得や，実用的な速度を有する状態での歩行能力の再獲得は，10年前には考えられなかった．このような治療がなされるようになった背景には，装具そのものの技術的進歩が影響していることは自明で，これらの発展を臨床応用することによって，完全麻痺と表現される症例においても，理学療法士の介入によって，大きな歩幅で前型歩行をすることができる．

　神経理学療法に関わるツールの発展が顕著である一方，残念ながら，神経理学療法の技術そのものは何も変わっていないと表現されることもある．確かに，機能障害を改善させるという側面では大きな変化はないのかもしれない．しかし，能力という側面でみたときにはどうであろうか．この書の多くの章で提示していただいた治療経過は，機能障害そのものを改善しているものは少ないかもしれないが，そのような状況でも能力は大きく向上しているものが多い．つまり運動麻痺や感覚障害そのものは改善していなくても新しい取り組みによって歩行能力を改善させていると言えよう．簡単に対比することはできないが，10年前には受け入れ難かったであろう介入によって，10年前には達成できない治療効果が得られ，歩行再建がより高いレベルでなされるようになった．

　ロボティクスや再生医療などは凄まじい速度でますます進歩を遂げ，やがては多くの一般の臨床のフィールドにおいても普及するであろう．しかも，そう遠くないはずである．おそらくここ数年で装具療法のあり方も大きく変化が生じることであろう．今，この時期に，最も治療効果を上げる可能性のある下肢装具を用いた中枢神経系理学療法のあり方の一つを提示する書として，この書を世に送り出したい．

2019年1月

阿部 浩明

目次

I 急性期の下肢装具療法事例　1

概論 1　急性期の理学療法においてどのように装具療法を進めるか
……………………………………………………………（阿部浩明）　2

実践 2　下肢筋緊張亢進例に対する理学療法評価に基づいた装具療法
……………………………………………………………（辻本直秀）　13

3　筋電図を用いた治療方針の選択と下肢装具療法……………（大鹿糠徹）　20

4　下肢装具作製の必要性を適切に判断するために必要な脳画像情報の活用……………………………………………………………（神　将文）　29

5　皮質脊髄路の完全損傷を認めた若年重度片麻痺者に対する下肢装具を用いた歩行トレーニング……………………………………（辻本直秀）　35

6　実用的な歩行能力の獲得が困難と思われた高齢重度片麻痺例の装具作製と理学療法………………………………………………（安倍恭子）　41

7　離床の遅れにより廃用が生じた外減圧術後脳梗塞例に対する歩行能力の再獲得を目指した下肢装具を用いた取り組み……………（江川　廉）　48

II 回復期から在宅復帰に向けた取り組み事例　57

概論 8　回復期の理学療法においてどのように装具療法を進めるか ……（大垣昌之）　58

実践 9　長下肢装具からのカットダウン後に歩容異常が出現した左内頸動脈閉塞による右片麻痺例の歩容および歩行能力改善に向けた取り組み
……………………………………………………………（冨澤恵美）　70

| 10 | 脳卒中発症後6か月経過し歩行に全介助を要する重度片麻痺を呈した症例に対する下肢装具療法 …………………………………………（門脇　敬）　79 |

| 11 | 脳血管障害による視床吻側部の損傷例―意識障害の改善，自宅復帰を目指した症例 ………………………………………………………（鈴木裕太郎）　87 |

| 12 | 油圧制動付短下肢装具を用いた歩行トレーニングにより歩行能力が改善した運動失調例 …………………………………………………（関　崇志）　93 |

| 13 | 軽度運動麻痺と麻痺側運動失調が混在した視床出血例 …………（増田知子）　101 |

| 14 | 円背と認知症を伴う高齢脳卒中例に対する下肢装具を用いた歩行トレーニング …………………………………………………………（田村哲也）　109 |

| 15 | 右麻痺を呈した全盲の症例に対する装具を用いた歩行トレーニングと在宅復帰に向けた取り組み ……………………………………（廣谷和香）　118 |

Ⅲ　生活期の下肢装具療法事例　　　　　　129

| 概論 | 16 | 生活期の理学療法においてどのように装具療法を進めるか ……（芝崎　淳）　130 |

| 実践 | 17 | 下肢装具の再作製と反復ステップ練習により歩行機能が改善した生活期片麻痺例 ……………………………………………………（芝崎　淳）　141 |

| | 18 | 足部内反が悪化した生活期片麻痺者に対する油圧制動付短下肢装具を使用した下肢装具療法 ………………………………………（芝崎　淳）　151 |

| | 19 | 重度の反張膝と足部内反が出現した生活期片麻痺者に対する油圧制動付長下肢装具を使用した下肢装具療法 ………………………（芝崎　淳）　163 |

| | 20 | 進行性疾患に対する外来での装具療法 …………………………（門脇　敬）　177 |

| | 21 | 短下肢装具にて自立歩行していた脳卒中既往のある症例に対する長下肢装具を用いた歩行トレーニング …………………………（阿部浩明）　184 |

| | 22 | 足関節背屈制限を有する生活期重度片麻痺者に対する長下肢装具を用いた歩行トレーニング …………………………………………（辻本直秀）　193 |

索引 ………………………………………………………………………………… 201

I

急性期の
下肢装具療法事例

1 概 論

急性期の理学療法において
どのように装具療法を進めるか

SUMMARY

- 脳卒中の発症から約1か月ほどの期間に機能障害における大きな改善が得られることが知られ，その時期に当たる急性期から積極的にリハビリテーションを実施することが推奨される．その内容には下肢装具を用いた歩行トレーニングが含まれ，下肢装具は運動課題の難易度を調整する上で有効なツールである．

- 下肢装具は症例の身体状況に適したものが望ましく，適応となる場合には作製することも検討すべきである．急性期は身体機能の大きな改善が期待される時期であり，その変化に対応できる下肢装具を選定することが重要と考えられる．

- 随意運動の困難な重度片麻痺を呈した症例の場合，長下肢装具の適応となることがあるが，その歩行トレーニングに際しては，損傷を免れる自動的な歩行制御機構を促通する歩行トレーニング戦略が有効である可能性があり，それらの賦活を標的とした2動作前型歩行トレーニングについては筋電図を用いた評価においてその有効性が示されつつある．

- 実際に早期に前型歩行トレーニングが可能な装具を作製し回復期リハビリテーション病院に転院した症例群は非作製であった症例群より歩行自立度が早期に向上し，退院時の階段昇降自立度が高かった．適応となる症例にもれなく早期から装具作製を進めるためには組織的な取り組みが必要であり，さらには急性期のみならず回復期の病院との連携を図り，取り組むことも検討すべきである．

1 脳卒中急性期の回復特性

　脳血管障害は多くの場合，突然発症し，発症直後に最も機能障害が重症となり，その後，徐々に回復する．脳卒中症例全体の84％が6か月後に Barthel index にて60点を超過し，58％は100点に至ったと報告されている[1]．Duncan ら[1] は機能障害の指標として Fugl-Meyer motor assessment score を，能力低下の指標として Barthel index を用い，発症からの回復経過を調査した．機能障害の回復は発症から30日以内が急峻であり，30日以降からは緩やかになるが，機能障害の回復が停滞した後にも能力低下は改善し，それが90日まで回復が続き，90日以降の回復は僅かとなる（**図1**）[1]．すなわち，一般的に急性期病院で加療される期間である，発症直後から1か月程度の間に極めて急峻な回復を示すことになる．この時期には脳卒中の病態の変化として浮腫の減少，血腫の吸収，脳循環の改善，脳血管攣縮の改善，diaschisis からの改善などがあり，これらが改善に至る背景にあると思われる．すなわち，急性期は，機能障害が改善し能力低下から回復することを考慮した上で治療内容を決定することが重要となる．

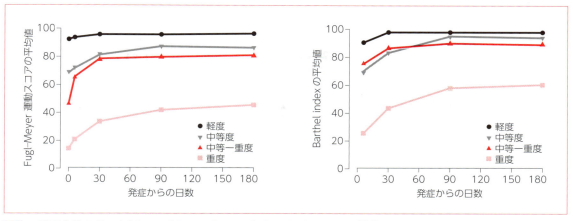

図1 脳卒中後の Fugl-Meyer Motor Score と Barthel index の推移
(文献1より引用)

2　急性期のリハビリテーションと装具療法のあり方

　脳卒中急性期から行う積極的なリハビリテーション（リハ）は推奨され，その中で装具を用いた歩行練習もまた推奨されている[2]．下肢装具は課題難易度を調整する上で極めて有効なツールである．重度の片麻痺を呈し，下肢支持性の著しい低下を示した症例に対して歩行練習を行う場合，なんらかの対策を講じなければ課題難易度が高過ぎ，その遂行が難しいが，長下肢装具（Knee ankle foot orthosis：KAFO）を装着することによって下肢支持性が高まり[3]，歩行練習の実施が容易となる．高い下肢の支持性を得ることで，左右対称的な荷重が可能となり[3]，麻痺側下肢への荷重量の増大[4]は，随意運動が困難な症例の麻痺側下肢の筋活動の賦活に貢献できる．治療効果を考える上で，装具は症例の身体状況に適したものを使用してトレーニングを進めることが望ましく[5〜8]，備品の装具では症例の身体状況に完全にフィットすることは難しいため，装具療法の適応となるならば早期に本人用の装具を作製することが望ましい．

　前述した通り，脳卒中からの回復は右肩上がりとなる[1]．原則的に装具は作製する際の身体状態に最も適したものを作製するが，急性期には機能障害が改善するため，改善度に応じて調整が可能な装具を選択する．例えば，重度の片麻痺例を呈した症例の歩行トレーニングに際してはKAFOが有効となるが，KAFOは膝が伸展位で保持されるため日常生活上で使用するのは難しく，その点では実用的な装具とは言いがたく，短下肢装具（Ankle foot orthosis：AFO）へ移行するための装具としての意義が大きい[5〜9]．すなわち，最終的な装具ではなく"KAFOを必要とする状態から脱却するために用いる装具"と言えよう．そのため，脱却後にAFOとして使用する際にも様々な調整が可能なものを作製することが望ましいと思われる[5〜9]．我々はAFOへ移行可能で，足部の底屈を制動することも，あるいは，制限することも可能で，かつ，背屈を遊動あるいは制限することも可能な足部継手を採用することが多い（**図2**）[7]．AFOへ移行した後，立脚相前半で急速な膝関節の伸展が生じる Extension thrust pattern，や麻痺側立脚期の前半に膝関節が過剰に屈曲する Buckling knee pattern など[10]の諸問題が出現することがある．我々はAFOとKAFOの中間にある semi-KAFO（**図2a**）[7]にも移行できるよう

I．急性期の下肢装具療法事例

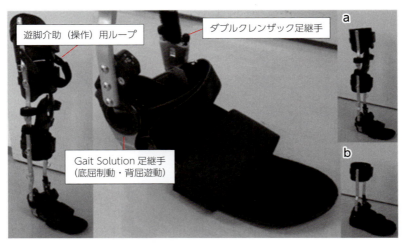

図2　当院で用いることの多いKAFO
（文献7より引用）

にしている[5~8]．semi-KAFOはKAFOからAFOへ移行する中間段階の固定性を提供することで，AFOへ移行する上で生じる諸問題を解決し，KAFO使用時に学習された歩容を維持しつつAFOへ移行することをスムーズに進めるためのツールである．一方，症例の重症度に応じ，歩行をゴールとしない症例など，立位や移乗時の介助量の軽減を目的に作製するKAFO，発症前の機能障害などによって前述した足部機能が活用できない症例には足部運動を制限するクレザック継手やダブルクレンザック継手を両側に備えた装具を作製することもある．すなわち，個々の症例に応じた装具の選定が重要である．

3　随意運動の障害と歩行の神経機構

　脳卒中後の片麻痺とは随意運動の障害である．Brunnstrom recovery stage（Br. stage）やStroke Impairment Assessment Set（SIAS）などの片麻痺後の運動機能の評価は随意的な運動機能を評価するものである．例えばBr. stageのⅣの評価であれば，肩の外転を要求するし，SIASの足関節の評価であれば，足関節の背屈を評価し，随意的に運動を起こすよう要請している．四肢・体幹の随意運動は，皮質脊髄路（錐体路）が主として担う．錐体路は中心前回に位置する一次運動野から下降し放線冠，内包後脚，中脳大脳脚，橋底部を通過し延髄錐体にて錐体交差した後に対側の脊髄前角細胞に至る（図3）．この錐体路上の損傷が運動麻痺を引き起こす[11]．図4に拡散テンソル画像を用いて線維描出した皮質脊髄路と皮質延髄路を示した．これらの線維のうち下肢・上肢・顔面のそれぞれの運動領域（図3）[11]から下降する線維束が，放線冠，内包後脚，中脳大脳脚を通過する様子（図4）を示している．

　一方，錐体路以外の運動に関する経路も存在する．これらの経路は錐体外路と呼ばれ歩行中にも重要な役割を果たすことが知られている．図5[12]に歩行の神経機構の概略図を示した．意図的な歩行の制御機構は歩行を開始したり，障害物を避け進路を変更したりする制御において不可欠であるのに対して，脳幹や脊髄といったそれより下位の神経機構が関わる自動的な歩行制御機構は，意識しないでも歩行を続けられるような制御に関与する[5~8]．実際，一旦歩行が

1. 急性期の理学療法においてどのように装具療法を進めるか

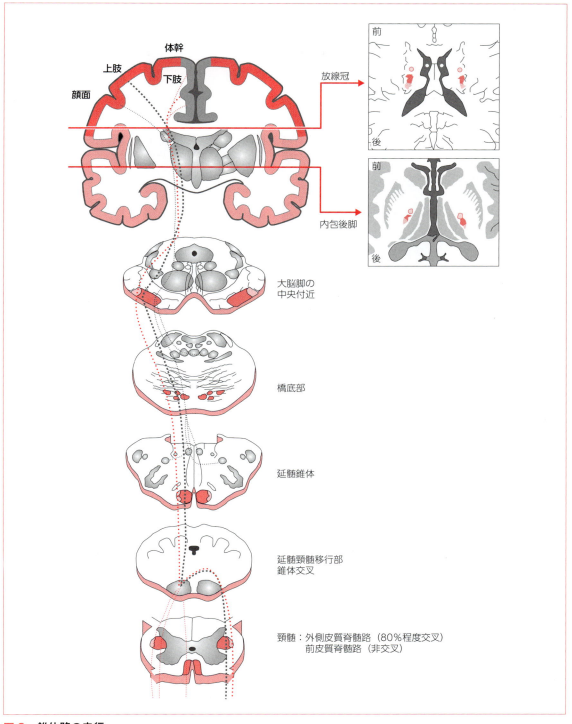

図3　錐体路の走行
(文献11より引用)

Ⅰ. 急性期の下肢装具療法事例

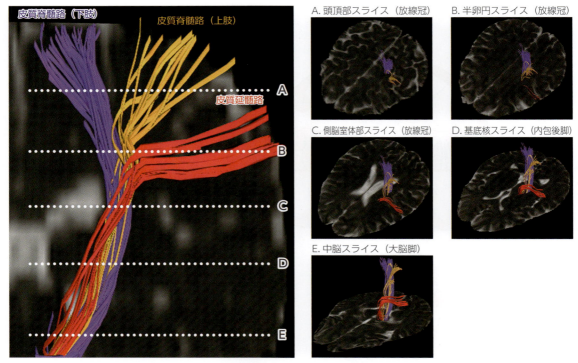

図4 皮質脊髄路・皮質網様体路の走行と各種スライスにおける通過部位

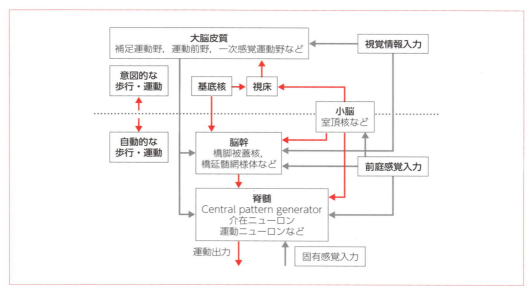

図5 歩行の神経機構
（文献12より引用改変）

開始されれば，手足を動かすことを意識せずとも歩行を律動的に続けられる．このような自動的な神経機構は脳幹にその中枢が存在することが知られ，動物実験では同部位に電気的刺激を加えると除脳された状態でも歩行が出現することが知られている．脊髄にも脳幹同様に自動的

1. 急性期の理学療法においてどのように装具療法を進めるか

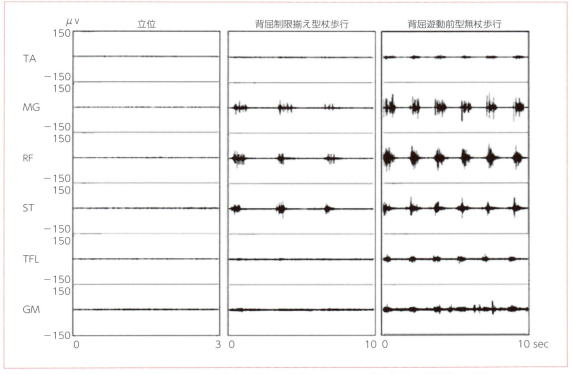

図6 重度片麻痺例の立位トレーニング実施時と異なる歩行トレーニング実施時の筋活動の差異
TA：前脛骨筋，MG：腓腹筋内側頭，RF：大腿直筋，ST：半腱様筋，TFL：大腿筋膜張筋，GM：大殿筋
（文献14より引用）

な歩行制御に関わる神経機構が存在することが知られ，Central pattern generator（CPG）と呼ばれ，完全脊髄損傷者においても，特定の刺激を加えることにより下肢に歩行様の周期的運動や筋活動が出現することが報告されている[13]．

一般に脳卒中後に片麻痺を呈する症例の多くはその病変がテント上病変であり，図5[12]に示したような自動的な歩行に関連する領域は損傷を免れているため，我々が臨床で担当することの多い典型的な片麻痺症例の多くは，意図的な歩行制御に関連する部位が損傷する頻度が高く，自動的な歩行制御に関連する領域の損傷は免れていることが多いということになる．

4 治療効果を意識した歩行トレーニングの実際

我々は，重度片麻痺症例に対する理学療法のあり方を模索するために，立位や歩行，歩行でも異なる様式の歩行を実施した際にどのような下肢筋活動の差異が生じるのかを複数例で検証した[14]．その中には，随意運動はもちろんのこと，立位で麻痺側下肢荷重トレーニングを実践しても下肢筋活動がほとんど生じない症例も存在した．そのような症例でも，歩行を介助にて実践すると下肢筋活動が観察される症例が存在することを確認した[5〜8]（図6）[14]．また，歩行の様式を揃え型の3動作歩行から，前型の2動作歩行にした場合，更に麻痺側下肢筋活動が増大することを報告した[5〜8]（図6）[14]．その変化は大殿筋や大腿筋膜張筋，腓腹筋で顕著であった[5〜8]（図7）[14]．我々はこのような歩行様式の変化によって生じる下肢筋活動の変化の背景に

7

Ⅰ. 急性期の下肢装具療法事例

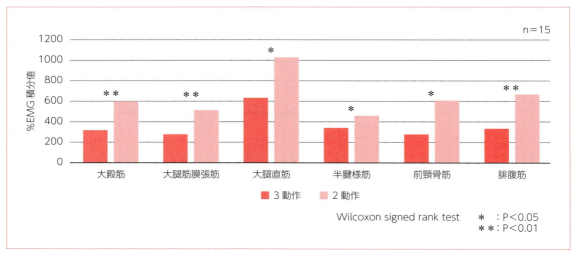

図7　2動作と3動作歩行時の筋活動の差異
(文献14より引用改変)

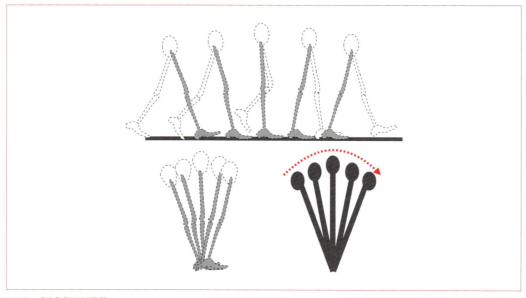

図8　倒立振子運動
(文献5より引用)

は複雑な歩行の神経機構のうち，特に自動的な歩行制御機構が関与したものと考えており，荷重下で股関節の伸展屈曲運動が行える環境，すなわち，前型での歩行トレーニングの実施という要因が関与したと考えている．

　また，正常歩行では倒立振子モデルという効率的な歩行を行うための力学的なパラダイム[15]があり（図8）[5]，歩行速度の更なる向上や安定性の向上などを目指す上で考慮すべき事項である．正常歩行では連続的な倒立振子モデルが形成され，重心の移動は矢状面においてサ

8

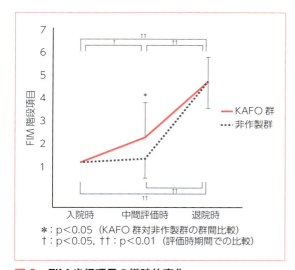

図9 FIM 歩行項目の継時的変化
（文献17より引用）

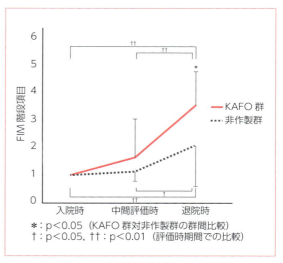

図10 FIM 階段項目の継時的変化
（文献17より引用）

インカーブを描くが，片麻痺例ではこのサインカーブが崩れ，（重心を上方に移動できず）位置エネルギーを効率的に使用できなくなる[16]．重度片麻痺例の歩行においても倒立振子モデルを再現できるように仕向けることを考慮すべきであろう．重度の麻痺によって膝の制御が難しい症例では，装具によって膝関節を固定し，股関節の屈曲および伸展運動を十分に引き出し下肢筋活動を誘発したい．倒立振子運動を再現し，股関節の運動を導くためには足部が底屈方向と背屈方向へ可動できることが条件となり，膝固定し，足部を可動させる装具（**図2**）[7]を用いてトレーニングする．

5 長下肢装具を早期から作製することで期待できる効果

我々は，KAFO を急性期病院で作製した症例（KAFO 群）と，身体機能や発症からの期間が酷似している症例で作製せずに転院した症例（非作製群）の回復期リハ病棟転院後の FIM（Functional independence measure：機能的自立度評価表）の歩行と階段の項目の継時的推移について後方視的に調査し，KAFO 群では非作製群より歩行自立度が早期に向上し，KAFO 群の最終評価時の階段の自立度が非作製群より有意に高いという結果を得た（**図9，10**）[17]．在院日数が限られる昨今，早い段階で歩行自立度が向上するということは極めて重要なことであり，早期の歩行自立は次なるプログラムの展開を導くかもしれない．KAFO の利点は高い支持性が得られることであり，早期から階段昇降にチャレンジできよう．一方で支持性が十分に得られない状況下では階段昇降を治療プログラムとして積極的に取り入れるのは容易ではない．このような差異が階段昇降の自立度の最終的予後に差異が生じた要因となったと推察している．

6 急性期において装具を作製する判断と作製する上での留意点

これまで，当院では理学療法担当者から医師に装具作製の必要性を上申する体制であったた

Ⅰ．急性期の下肢装具療法事例

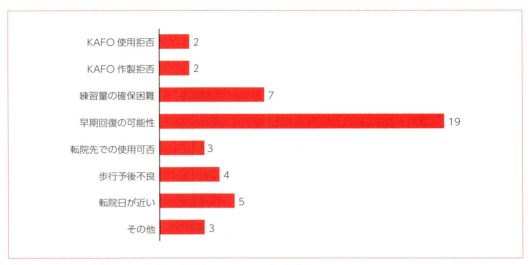

図11　KAFO作製に至らなかった要因についての集計結果

め，担当者が不要と判断した場合には装具作製の検討が行われなかった．不要と判断したことが適切であったのなら問題ないが，もし適切ではなかったとしたら，症例にとって不利益が生じることにもなりえよう．当院の担当者の判断で不要と判断された者が果たしてどの程度予測通りの帰結を迎えているのか，その実態について調査した[18]．

平成26年7月から平成26年12月の間に備品のKAFOを使用した歩行トレーニングを実施した症例のうち作製に至らなかった症例について，担当者が作製不要と判断した要因を調査し，在院日数，その後の下肢装具の使用状況（転院時にKAFOを使用したトレーニングが必要であったか否か）を調査した．対象となる症例は32例存在した．作製に至らない（作製不要）と判断した要因を図11に示した．最も回答が多かったのは「早期回復の可能性が高く作製は不要と判断した」という返答であった．我々は「早期回復の可能性が高い」と判断された19例の在院日数と転院時のKAFOの使用状況を後方視的に調査した[5〜8, 18]．在院日数は32.94±11.23日であった（このうち医療的介入が必要となり長期入院を避けられなかった3例は在院日数調査の対象から除外した）．転院時にすでにKAFOを必要としなかった症例は63％であった．また，すでにKAFOとAFOを併用していた症例が11％存在した．一方で，KAFOの使用を継続していた症例は5例あり，その割合は26％であった[5〜8, 18]．74％はその判断が妥当であった．あくまで転院時であり，後1週間入院が延長していればこの結果はさらに精度が増したと思われるため，この数値を高いとみるか低いとみるかは判断が分かれるところかもしれない．それでも26％妥当ではないとすればそれを100％に近づける努力をしなければならない．当院ではこの結果を元に，「装具カンファレンス」なる装具作製の是非，トレーニングの方法について協議する場を設けることとした．理学療法中に下肢装具を使用した症例は全例，全理学療法士が共に作製の是非を協議することとした．装具カンファレンスの開始時期は，当院の平均的な回復期リハ病棟転院者の在院日数から求め，入院から11日以内（在院日数の都合上，11日以内の決断が必要となるため）を目処に行うこととした．平成27年3月から6月までの間にKAFOを使用した歩行トレーニングを実施したのは16例であった．その内，7例が作製必

要と判断され，9例が不要と判断された．作製不要となった要因は歩行トレーニング量の確保が困難であった症例が2例おり，早期回復の可能性が高いと判断された症例が7例存在した．カンファレンスの開始日は入院から12.4±4.4日であった．早期回復の可能性が高いため作製不要と判断された7例の内，無装具歩行が可能になった者が1例，AFOに完全移行した者が3例，AFOへの移行練習中の者が4例であった．カンファレンス実施前のデータと比較すると早期回復の可能性が高いと判断された者のうち転院時点でAFOへ移行しつつある者が100％となり，前回の74％よりも精度を増したように思われた[5~8, 18]．現状では装具作製の判断が妥当であったかどうかを検証する方法がなく，また，AFOへの移行についても明確な判断基準がない．そして，症例数が少なく，在院日数にも多少の違いがある．よって，本研究の結果だけで断言できないものの，今回の結果をみる限り，装具カンファレンスの開催には一定の効果があったと思われ，現在もこのシステムを継続している．

7 急性期から回復期への連携

　急性期から装具作製を進める以上，我々が進める下肢装具療法のコンセプトを回復期に従事する理学療法士に理解してもらう必要がある．そうでなければ，作製した装具が無用の長物になりかねない．お互いの考え方を理解する必要があり，ある一定の共通の知識を持つことが必要である．意見交換を通じてどういった治療が最も適切となるのかを討議していくべきである．装具作製を進める上では転院先の病院と前述のようなやり取りがなされていることが理想的である．我々は，歩行と装具に関する研修会を企画し，地域の主要病院の代表者間で「急性期～回復期病院での脳卒中片麻痺例の早期歩行練習と下肢装具の現状と課題」と題したシンポジウムを開催し，意見交換する機会を設けた．そして現在の装具療法の実際の進め方とこれまでの実績，それぞれの領域での課題について報告した．また，急性期と回復期の装具療法のあり方，装具作製を早期から進める上で生じ得る問題について討議した．このシンポジウムでは，作製自体が頻回に行えるものではないことから，装具は早期に作製するよりも運動麻痺の回復を待って作製すべきではないかという意見が多かった．しかし，急性期から積極的に歩行トレーニングを進める上で本人用KAFOの作製が望ましいという急性期からの主張に対しても理解を示していただいた．なお，この研修会活動は宮城県理学療法士会の活動として現在も年に2回継続開催している．

　装具作製を積極的に進めるに先立ち，研修会のシンポジウムを通して連絡を取り合えるようになった施設との連携を図ることとした．当院からの回復期リハ病棟へ転院する症例の約7割が近隣にある病院へ転院する．その病院を代表してシンポジウムに参加し，当院で進める積極的な前型歩行トレーニングの内容を理解していただいた理学療法士と連絡を取り，症例の状態を解説しつつ，作製を進めて良いか打診した．快諾が得られた後に作製を進め，治療経過および装具の取り扱い，装具療法を今後どのように進めてほしいかなどの意見も含め，診療情報提供書とは別に装具に関わる情報をまとめ提供した．現在は，その範囲を広げ，装具療法に対して理解を得られている他の病院とも連絡を取り合い，当院にて早期よりKAFOを作製し，転院するという流れを進めている．

　当院で下肢装具を作製し転院した症例のその後の経過については，全例，把握しようと努めている．当院での経過を伝え，転院後の経過を紹介いただき，今後の理学療法のあり方につい

てともに討議する場を構築している．これは「一症例検討会」と称され，装具療法についての理解を深めることを目的として，より少数で意見が述べやすい環境で行う，連携を目的とした会となっている．

文献

1) Duncan PW, et al：Measurement of motor recovery after stroke. Outcome assessment and sample size requirements. Stroke 23：1084-1089, 1992

2) 園田 茂ほか：急性期リハビリテーション．脳卒中治療ガイドライン2015．日本脳卒中学会 脳卒中ガイドライン委員会編，協和企画，東京，277-278，2015

3) Boudarham J, et al：Effects of a knee-ankle-foot orthosis on gait biomechanical characteristics of paretic and non-paretic limbs in hemiplegic patients with genu recurvatum. Clin Biomech 28：73-78, 2013

4) Hesse S, et al：Non-velocity-related effects of a rigid double-stopped ankle-foot orthosis on gait and lower limb muscle activity of hemiparetic subjects with an equinovarus deformity. Stroke 30：1855-1861, 1999

5) 阿部浩明ほか：急性期重度片麻痺例の歩行トレーニング．脳卒中片麻痺者に対する歩行リハビリテーション，阿部浩明ほか編，メジカルビュー社，東京，98-120，2016

6) 阿部浩明：装具療法の連携（急性期から回復期へ）．脳卒中片麻痺者に対する歩行リハビリテーション，阿部浩明ほか編，メジカルビュー社，東京，162-171，2016

7) 阿部浩明ほか：急性期から行う脳卒中重度片麻痺例に対する歩行トレーニング．理療の歩み 27：17-27，2016

8) 阿部浩明ほか：急性期から行う脳卒中重度片麻痺例に対する歩行トレーニング（第二部）．理療の歩み 28：11-20，2017

9) Yamanaka T, et al：Stroke rehabilitation and long leg brace. Top Stroke Rehabil 11：6-8, 2004

10) De Quervain IA, et al：Gait pattern in the early recovery period after stroke. J Bone Joint Surg Am 78：1506-1514, 1996

11) 馬場泰尚：筋萎縮性側索硬化症．図説 神経機能解剖テキスト，浦上克哉ほか編，文光堂，東京，43-45，2017

12) 三原雅史ほか：歩行機能の回復と大脳皮質運動関連領野の役割．PT ジャーナル 39：215-222，2005

13) Dimitrijevic MR, et al：Evidence for a spinal central pattern generator in humans. Ann N Y Acad Sci 860：360-376, 1998

14) 大鹿糠徹ほか：脳卒中重度片麻痺例に対する長下肢装具を使用した二動作背屈遊動前型無杖歩行練習と三動作背屈制限揃え型杖歩行練習が下肢筋活動に及ぼす影響．東北理療 29：20-27，2017

15) 大畑光司：装具歩行のバイオメカニクス．PT ジャーナル 47：611-620，2013

16) 山本澄子ほか：5. 重心の動き，6. 床反力，7. 身体の動き，8. 関節モーメント，9. 関節モーメントのパワー，10. 片麻痺者の歩行の特徴．ボディダイナミクス入門 片麻痺者の歩行と短下肢装具，医歯薬出版，東京，17-106，2005

17) 高島悠次ほか：重度片麻痺例における急性期からの長下肢装具作製が歩行および階段昇降の予後におよぼす影響．日義肢装具会誌 34：52-59，2018

18) 関 崇志ほか：片麻痺患者に対する長下肢装具作製における理学療法士の作製意思過程の調査．第4回脳血管障害への下肢装具カンファレンス2015論文集，大阪，50-51，2015

（阿部　浩明）

2 実践

下肢筋緊張亢進例に対する理学療法評価に基づいた装具療法

SUMMARY

- 症例は脳動静脈奇形破裂による脳出血発症後に下腿三頭筋の著しい筋緊張の亢進を伴った重度片麻痺者で，麻痺側立脚相での支持性が極めて乏しく，歩行練習を進めるにあたり長下肢装具（Knee ankle foot orthosis：KAFO）を必要とする状態であった．

- 一般的に，下腿三頭筋の重度の筋緊張亢進例では底屈制限の足継手を選択する．しかし，腱反射や被動性検査などによって評価される他動運動時の抵抗感（安静時の筋緊張）の程度と，動作時の筋緊張の程度は必ずしも一致しないとする報告もある．そこで，本症例の動作時の筋緊張を評価するために，表面筋電計を用いてKAFOを使用した歩行中の下腿三頭筋の筋活動を計測した．

- 歩行中の下腿三頭筋は，安静時の筋緊張の程度とは異なり，全歩行周期を通してほとんど活動していないことが確認された．この歩行中の筋電図所見を参考に，底屈制限ではなく底屈制動の足継手（Gait solution足継手）付KAFOを使用し，重度片麻痺者に有効とされる2動作前型歩行練習を積極的に試みた．

- 歩行練習開始より約1か月後，麻痺側遊脚中の下腿三頭筋の異常な筋緊張を引き起こすことなく，歩行時下肢筋活動の改善と歩行介助量の軽減が得られた．

症例提示

1 症例紹介

　症例は脳動静脈奇形（Cerebral arteriovenous malformation：AVM）破裂による右側頭葉皮質下出血を発症した若年男性である[1~3]．意識障害が出現し近院へ救急搬送され，同日，開頭血腫除去術および外減圧術が施行された．6病日に血管内治療目的で当院※へ入院し，28病日にAVM塞栓術，40病日に開頭AVM摘出術および頭蓋形成術が施行された．当院入院時のCTを図1に示す．理学療法は11病日よりベッドサイドで介入を開始した．AVM塞栓術後（30病日）より立位練習を開始できたが，高次脳機能障害のため転倒の危険性が非常に高く，歩行練習は実施困難な状態であり，44病日よりKAFOを使用した歩行練習を開始した．

※筆者執筆時は広南病院

Ⅰ. 急性期の下肢装具療法事例

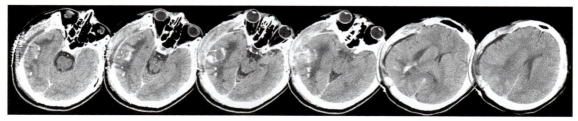

図1　入院当日（6病日）のCT

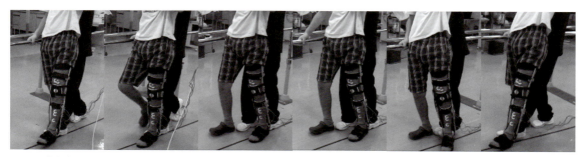

図2　歩行練習開始時の平行棒歩行

2　歩行練習開始時（44病日）の理学療法評価

　JCS（Japan coma scale）は1，Brunnstrom recovery stage（Br. stage，左）はⅡ-Ⅱ-Ⅱ（上肢-手指-下肢）で感覚障害も上下肢ともに重度であった．麻痺側下腿三頭筋の筋緊張評価スケール（Modified ashworth scale：MAS）は3で腱反射も著明に亢進していた．足関節背屈可動域は非麻痺側が20°あるのに対して，麻痺側は0°であった．高次脳機能障害としては半側空間無視，注意障害，脱抑制を認めた．また pusher 現象がみられ，Clinical rating scale for contraversive pushing（SCP）[4,5]は6（最重症）であった．この時の歩行の様子を図2に示す．重度の運動麻痺と感覚障害により麻痺側立脚相での支持性が極めて乏しく，KAFO を必要とする状態であった．また，pusher 現象のため非麻痺側下肢への重心移動が困難となり，麻痺側下肢の遊脚に介助を要した．歩行時の介助量は FIM で1（全介助）であった．

装具を用いた理学療法介入

1　麻痺側足部の筋緊張亢進を伴う重度片麻痺を呈した本症例の歩行再建に向けた治療戦略

a）重度片麻痺者に有効とされる KAFO を使用した2動作前型歩行練習

　脳卒中片麻痺者の歩行機能は麻痺側下肢筋力との高い相関を示し[6,7]，片麻痺者の歩行再建には麻痺側下肢筋力を強化する視点が重要になると考えられる．しかし，本症例は随意運動が

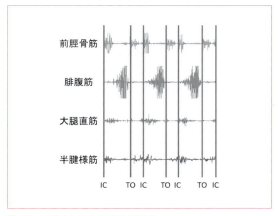

図3 健常者の歩行時筋電図

図中のIC（Initial contact）は初期接地，TO（Toe off）は足趾離地を示す．
（文献2，3より引用）

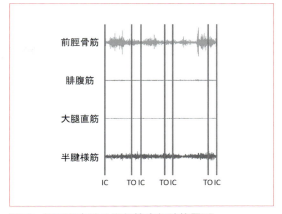

図4 初回測定時の平行棒歩行時筋電図

図中のIC（Initial contact）は麻痺側初期接地，TO（Toe off）は麻痺側足趾離地を示す．
（文献2，3より引用）

困難な程の重度の運動麻痺を呈し，麻痺側下肢の筋力強化が容易ではないと思われた．一方で，本症例のような随意的な筋力発揮が困難な重度片麻痺者でも，KAFOを使用した歩行練習は麻痺側下肢の筋活動を惹起させ[2,3,8]，さらに歩行の様式を3動作揃え型歩行から2動作前型歩行（十分な股関節の屈曲伸展運動とリズミカルな連続歩行）にした場合，その筋活動が増大することが報告されている[2,3,9]．そこで理学療法介入として，重度片麻痺者の麻痺側下肢筋力を強化できる可能性のあるKAFOを使用した2動作前型歩行練習を取り入れることで，本症例の歩行再建を図りたいと考えた．

b）歩行練習に使用するKAFOの足継手の選定

KAFOを使用した前型歩行練習の実践には，前型歩行を妨げない足部可動性のあるKAFOの使用が必須であり，底屈制動および背屈遊動の足継手を選択する必要がある[10,11]．しかし，一般的に本症例のような下腿三頭筋の重度筋緊張亢進例では，動作中に出現する異常な足部の運動を防止するために底屈制限の足継手を選択する[12]．一方で，腱反射や被動性検査などによって評価される他動運動時の抵抗感（安静時の筋緊張）の程度と動作時の筋緊張の程度は必ずしも一致しないことが報告されており[13]，2動作前型歩行練習の実践を検討する上で安静時の筋緊張の評価のみならず動作時の筋緊張も慎重に評価すべきであると思われた．そこで，本症例の動作時の筋緊張を評価するために，表面筋電計（NORAXON社製MYOTRACE400）を用いて歩行中の麻痺側下肢筋活動を計測することとした．

c）歩行中の麻痺側下肢筋活動の評価（初回測定）

健常者の歩行時筋電図を図3[2,3]，そして本症例のKAFOを使用した平行棒歩行時の筋電図を図4[2,3]に示す．前脛骨筋と半腱様筋には全歩行周期を通して持続的な活動がみられたが，大腿直筋と下腿三頭筋は全歩行周期を通してほとんど活動しておらず，本来活動すべき麻痺側立脚相においても明らかな活動がみられないことが確認された．

本症例の麻痺側下腿三頭筋は安静時の筋緊張が極めて高い状態であったが，歩行中の筋活動は極めて乏しい状態であった．つまり先行報告[13]にもあるように，安静時の筋緊張が高いこ

I．急性期の下肢装具療法事例

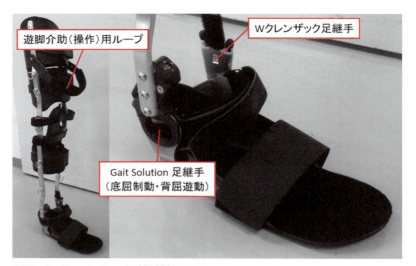

図5 Gait solution 足継手付 KAFO
（文献2より引用）

とと動作時の筋活動が高いことは全く異なるものであると思われる．この歩行中の筋電図所見（麻痺側遊脚相における下腿三頭筋の明らかな活動がみられないことより）を参考に，背屈フリーで底屈を油圧ダンパーで制動する Gait solution 足継手付 KAFO（図5）[2]）を使用し，2動作前型歩行練習を積極的に試みることを決断した．

2 KAFO を使用した2動作前型歩行練習の実際

前述の2動作前型歩行練習では，杖を用いないことで麻痺側下肢への十分な荷重を提供することが重要であると考えられている[2,3]．しかし，本症例は麻痺側下肢の支持性が極めて乏しいことに加えてSCPで最重症の pusher 現象を呈しており，さらに介助者よりも体格が大きく，杖を用いない状態での2動作前型歩行練習の実践に難渋した．通常，重度の pusher 現象を呈する症例では立位，歩行時に平行棒や杖などの支持物を用いると，支持物を押すことに使用してしまい動作を阻害する場合がある．しかし本症例の場合，歩行中に平行棒を用いると非麻痺側上肢で押すのではなく引き寄せることに使用できたため，無杖歩行時よりも介助量が軽減した．介助者の負担軽減は練習量の増大にも繋がるため，初めは図2で示したように平行棒を用いて，歩行様式を3動作とし可能な限り麻痺側の股関節が伸展位となるように誘導した．pusher 現象の軽減に伴い，平行棒での2動作前型歩行練習（図6），そして無杖での歩行練習（図7）へと段階的に移行した．

3 回復期病院転院前日（77病日）

a）理学療法評価

Br. stage（左）はIV–IV–IV（上肢–手指–下肢）へ改善したが，感覚障害，下腿三頭筋の筋緊張，足関節背屈可動域は44病日と同様であった．高次脳機能障害も残存したが，pusher 現象はSCPで1まで改善した．歩行は4点杖を使用し，KAFOの膝関節継手のロックを解除した

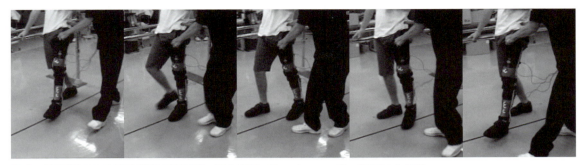

図6 平行棒での2動作前型歩行練習（54病日　Br. stage：Ⅲ　SCP：1.75）

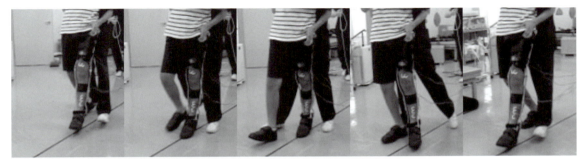

図7 無杖での2動作前型歩行練習（62病日　Br. stage：Ⅲ　SCP：1）

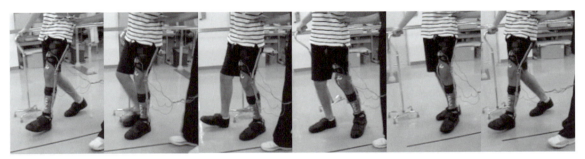

図8 回復期病院転院前日の4点杖歩行

状態でも膝折れせず前型歩行が可能となった（図8）．歩行時の介助量はFIMで1（全介助）から4（最小介助）へ軽減した．

b）歩行中の麻痺側下肢筋活動の評価（最終測定）

　KAFO装着下での4点杖歩行時の筋電図を図9[2, 3]に示す．全歩行周期を通して持続的な活動がみられた半腱様筋，前脛骨筋は歩行周期に同調した周期的な活動が観察され，大腿直筋は麻痺側立脚相にのみ明らかな活動を示すようになった．また下腿三頭筋については，麻痺側遊脚中の異常な活動を引き起こすことなく，大腿直筋と同様に立脚相における筋活動の向上を図ることができた．

I. 急性期の下肢装具療法事例

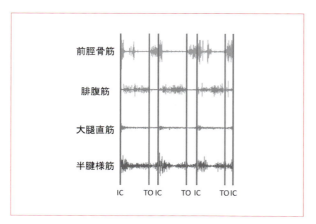

図9　最終測定時の4点杖歩行時筋電図
図中のIC（Initial contact）は麻痺側初期接地，TO（Toe off）は麻痺側足趾離地を示す．
（文献2，3より引用）

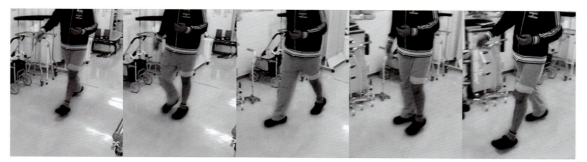

図10　発症から約10か月後の無装具歩行

4　発症から約10か月後の歩行

　本症例は回復期病院から自宅へ退院された後に，AVM術後の検査目的で当院へ再入院された．この時の下肢Br. stageはVに改善していたが，麻痺側下腿三頭筋の筋緊張は当院入院時と変わらず著明に亢進していた．このような状態でも麻痺側遊脚中の足部に内反や底屈などは観察されず，屋内は無装具で自立され，快適歩行速度は67.4±2.5 m/min（3回測定の平均値を記載）であった（図10）．

おわりに

　麻痺側下腿三頭筋の痙縮の重症度と歩行能力との相関は極めて低く[14]，高強度の筋力強化によって痙縮が増悪しないことも報告されている[15]．安静時の筋緊張が高い筋（痙縮筋）に筋力強化は不要と考え，増大した筋緊張を抑制するような介入を選択するのではなく，痙縮筋であっても筋力低下があり歩行に影響を及ぼしていると判断されれば，筋力を強化するプログラムを立案して対応すべきであると思われた．

文献

1) 辻本直秀ほか：下肢筋緊張の著しい亢進がみられた重度片麻痺者における装具療法の一例—安静時筋緊張と動作時筋緊張の評価の重要性—．第18回宮城県理学療法学術大会抄録集，宮城，28，2014

2) 阿部浩明ほか：急性期から行う脳卒中重度片麻痺例に対する歩行トレーニング．理療の歩み 27：17-27，2016

3) 阿部浩明ほか：急性期重度片麻痺例の歩行トレーニング．脳卒中片麻痺者に対する歩行リハビリテーション，阿部浩明ほか編，メジカルビュー社，東京，98-120，2016

4) Karnath HO, et al：The origin of contraversive pushing：evidence for a second graviceptive system in humans. Neurology 55：1298-1304, 2000

5) Karnath HO, et al：Instructions for the Clinical Scale for Contraversive Pushing（SCP）．Neurorehabil Neural Repair 21：370-371，2007

6) Bohannon RW：Muscle strength and muscle training after stroke. J Rehabil Med 39：14-20, 2007

7) 宮本沙季ほか：脳卒中後の中等度および重度片麻痺者における歩行速度と下肢伸展筋力の関係．理学療法学 44：207-212，2017

8) 阿部浩明：脳卒中患者に対する急性期の理学療法技術の検証．理学療法MOOK17 理学療法技術の再検証 科学的技術の確立に向けて，福井 勉ほか編，三輪書店，東京，15-30，2015

9) 大鹿糠徹ほか：脳卒中重度片麻痺例に対する長下肢装具を使用した二動作背屈遊動前型無杖歩行練習と三動作背屈制限揃え型杖歩行練習が下肢筋活動に及ぼす影響．東北理療 29：20-27，2017

10) 髙木治雄：脳卒中片麻痺の積極的装具療法の進め方．PTジャーナル 45：201-208，2011

11) 増田知子：回復期脳卒中理学療法のクリニカルリーズニング 装具の活用と運動療法．PTジャーナル 46：502-510，2012

12) 浅見豊子：脳卒中片麻痺の装具．義肢装具学，第3版．川村次郎編，医学書院，東京，206-221，2007

13) Ada L, et al：Does spasticity contribute to walking dysfunction after stroke? J Neurol Neurosurg Psychiatry 64：628-635, 1998

14) Nadeau S, et al：Analysis of the clinical factors determining natural and maximal gait speeds in adults with a stroke. Am J Phys Med Rehabil 78：123-130, 1999

15) Pak S, et al：Strengthening to promote functional recovery poststroke：an evidence-based review. Top Stroke Rehabil 15：177-199, 2008

（辻本　直秀）

3 実践

筋電図を用いた治療方針の選択と下肢装具療法

SUMMARY

■ 本症例は脳卒中発症後早期から病棟内歩行が裸足で自立したものの，麻痺側 Initial contact（IC）において麻痺側膝関節が十分に伸展せず，屈曲位のまま踵接地する歩容異常を呈した軽度片麻痺者である．口頭指示でこの歩容異常の修正を試みたところ，膝関節伸展位で踵接地することは可能であったが，Loading response（LR）に急峻な下腿の前傾を伴う膝関節の過度な屈曲が生じた．また，この際の麻痺側下肢筋活動を表面筋電図（Surface electromyography：EMG）を用いて評価したところ，麻痺側 IC 直後の前脛骨筋の筋活動が減弱していると同時に，腓腹筋の筋活動が生じていることが確認された．さらに麻痺側 LR 以降に半腱様筋の持続的な筋活動が観察された．

■ 本症例の歩容の観察所見と EMG 所見より，麻痺側 IC 時に膝関節が屈曲位となる歩容異常の背景には，踵接地直後の衝撃を緩衝する機構の破綻により，立脚相における倒立振子運動の形成が困難となっていることが関与しているものと推察した．そこで，膝関節が屈曲位となる歩容からの脱却を図るために，Gait solution design と軟性膝装具を用いて，麻痺側踵接地から非麻痺側下肢を前方へステップさせる練習を行った．このステップ練習直後，一時的に麻痺側 IC 時の膝関節屈曲が軽減し，重複歩距離の増加と歩行中の麻痺側下肢筋活動の改善が得られた．

■ 即時効果が得られたことを根拠として前述の装具を用いたステップ練習を継続して実施したところ，約1週間後には歩容異常がさらに軽減し，歩行速度と重複歩距離の増大が得られた．

症例提示

1 症例紹介

　症例は脳梗塞を発症した50歳代の男性である．仕事中に右上下肢の脱力を自覚し，症状に改善がみられないため当院へ救急搬送された．入院時の MRI（拡散強調画像）では，内包後脚に高信号を認めた（図1）．入院前 ADL は全て自立されており，歩行自立度を示す入院前の Functional ambulation category は5（完全自立）であった．

　理学療法は第1病日から開始した．第8病日には裸足にて病棟内歩行が自立となったが，症例からは「歩きにくい」との訴えが聞かれた．

3. 筋電図を用いた治療方針の選択と下肢装具療法

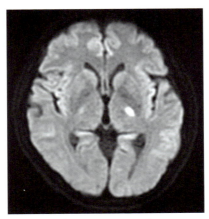

図1　入院時の拡散強調画像

2　理学療法評価（第8病日）

a）身体所見

第8病日の理学療法評価では，Brunnstrom recovery stage（Br. stage）はVI–VI–VI（上肢–手指–下肢），筋緊張と腱反射は上下肢共に軽度亢進していた．表在感覚，深部感覚は上下肢共に正常で，明らかなROM制限を認めず，非麻痺側筋力はMMT4〜5であった．

b）本症例の歩行と正常歩行との比較

第8病日における裸足歩行時の歩容を図2に示す．麻痺側ICにおいて麻痺側膝関節が十分に伸展せず，膝関節屈曲位での踵接地が観察された．この際の快適歩行速度は65.37 m/min，重複歩距離は91 cmであった．

麻痺側IC時の膝関節伸展不全に対して口頭指示による修正を試みた際の裸足歩行の様子を図3に示す．口頭指示による修正前の歩容（図2）と比較したところ，口頭指示後には膝関節伸展位での踵接地が可能となった．しかし，麻痺側IC直後に急峻な下腿の前傾を伴う膝関節の過度な屈曲が生じた．

本症例の麻痺側立脚相における歩容異常を解釈する上で，正常歩行における「倒立振子運動[1]」と「ロッカー機構[2]」の理解が重要であると思われる．正常歩行における立脚相では膝関節を伸展位に保持したまま大腿と下腿が一体となって前方へ回転し，下肢全体の倒立振子運動が形成される[1]（図4）[2]．この倒立振子運動は位置エネルギーと運動エネルギーの変換の繰り返しによって成り立っている．ICにおける踵接地時には，身体重心の進行方向への移動速度は最大となり，運動エネルギーが最大となる．この運動エネルギーは立脚中期（Mid stance：MSt）にかけて身体重心が上昇することで位置エネルギーに変換され，MSt以降では重心の自由落下により再び運動エネルギーへ変換される．このように位置エネルギーと運動エネルギーを交互に変換することで，効率的な身体の前方移動を可能にしている．この立脚相における倒立振子運動を形成する上で，踵や足関節，前足部を中心としたロッカー機構は重要な機能の一つである．IC時の踵接地では床反力ベクトルが足関節の後方を通ることで，足関節周囲には底屈モーメントが生じる．前脛骨筋は遠心性に収縮することで踵接地直後に生じる底

I.急性期の下肢装具療法事例

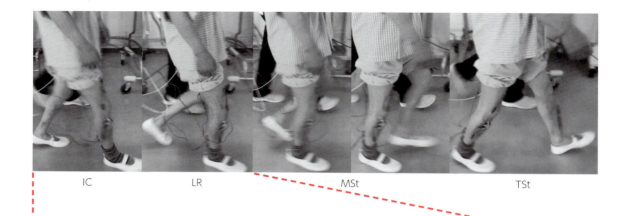

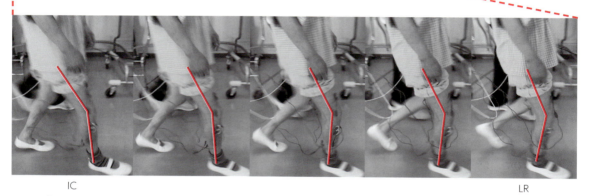

図2 第8病日の裸足歩行（麻痺側立脚期）

麻痺側ICでは膝関節屈曲位での踵接地が観察され，LRにかけて膝関節の過剰な屈曲位を示した．
IC：Initial contact（初期接地），LR：Loading response（荷重応答期），MSt：Mid stance（立脚中期），TSt：Terminal stance（立脚終期）

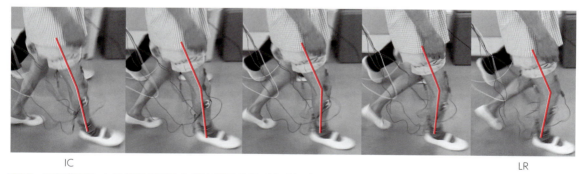

図3 口頭指示による修正を試みた際の裸足歩行（麻痺側立脚期）

口頭指示により麻痺側IC時では膝関節伸展位での踵接地が可能となったが，踵接地直後に急峻な下腿の前傾を伴う膝関節の過度な屈曲が生じた．
IC：Initial contact（初期接地），LR：Loading response（荷重応答期）

屈モーメントを制御し，同時に下腿を前方へ引き出すように作用する．このIC直後の踵を中心とした下腿の前方への回転運動はヒールロッカーと呼ばれ，IC直後の踵接地に伴う衝撃を緩衝するシステムを担っている．このヒールロッカーにより踵接地直後の衝撃を緩衝し，立脚相前半における身体重心の上前方への移動を補助することで倒立振子運動の形成に貢献してい

3. 筋電図を用いた治療方針の選択と下肢装具療法

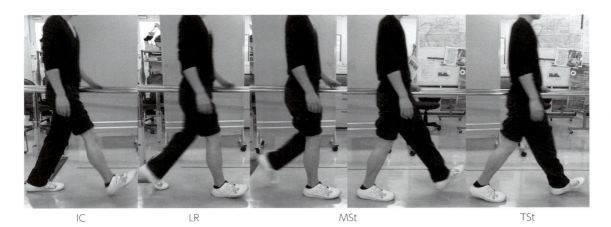

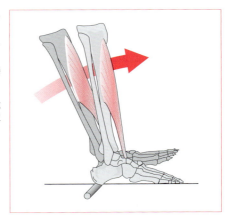

図4　正常歩行中の立脚相における倒立振子運動とヒールロッカー機構

正常歩行における立脚相では，足部を軸とした倒立振子運動が形成される（上図）．
ヒールロッカー機構は，倒立振子運動の開始地点であるIC時の踵接地に伴う衝撃を緩衝し，身体重心のスムーズな移動を補助することで，倒立振子運動の形成に貢献している（下図）．
IC：Initial contact（初期接地），LR：Loading response（荷重応答期），MSt：Mid stance（立脚中期），TSt：Terminal stance（立脚終期）

（下図：文献2より引用）

る．口頭指示後にみられた本症例の歩容から，このヒールロッカーによる衝撃緩衝システムが破綻し，麻痺側立脚相における倒立振子運動が形成されない状態にあると思われた．そこで本症例の歩容異常の背景をより詳細に評価することを目的として，歩行中の麻痺側下肢筋活動をEMGで計測することとした．

c）EMG計測

EMG計測には表面筋電計MYOTRACE400（NORAXON社製）を用い，歩行時の麻痺側前脛骨筋，腓腹筋，大腿直筋，半腱様筋のEMGを計測した．正常歩行におけるEMG波形を図5に示し，本症例のEMG波形を図6に示す．正常歩行における前脛骨筋は，ヒールロッカーにおける下腿前傾の制御を行うためにIC直後に筋活動のピークをむかえるが，本症例では前脛骨筋の筋活動のピークが遊脚相に観察され，本来ピークをむかえるべきIC直後の筋活動が減弱していた．また正常歩行における腓腹筋の筋活動はMSt以降の倒立振子運動を制御するために立脚相後半で筋活動のピークをむかえ，IC直後には筋活動は生じない．しかし本症例では，正常歩行時には観察されないIC直後の腓腹筋の筋活動が生じていた．

d）本症例の歩容異常の背景

臨床所見およびEMG所見から，本症例の歩行では口頭指示にて麻痺側IC時の膝関節伸展位での踵接地が可能であったが，前脛骨筋の活動を伴うヒールロッカー機構が破綻しIC直後

Ⅰ. 急性期の下肢装具療法事例

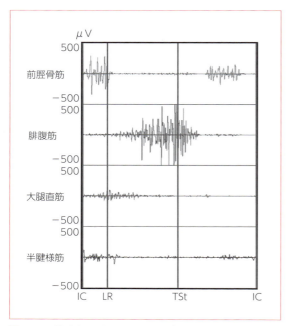

図5 正常歩行におけるEMG波形

IC～LRでは前脛骨筋が筋活動のピークをむかえ，腓腹筋の筋活動は生じない．腓腹筋の筋活動のピークは立脚相後半に観察される．またLR以降の半腱様筋の筋活動はほとんど観察されない．
IC：Initial contact（初期接地），LR：Loading response（荷重応答期），TSt：Terminal stance（立脚終期）

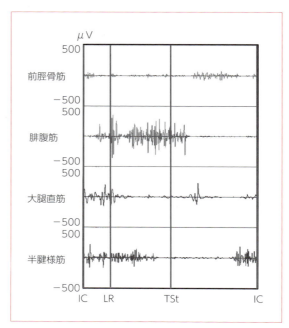

図6 口頭指示にて膝関節伸展位での踵接地が可能であった裸足歩行時のEMG波形

正常歩行のEMG波形と比較し，本症例では麻痺側IC～LRで前脛骨筋の筋活動が減弱しており，腓腹筋の異常な筋活動が生じていた．またLR以降の半腱様筋の異常な筋活動も観察された．
IC：Initial contact（初期接地），LR：Loading response（荷重応答期），TSt：Terminal stance（立脚終期）

に生じる衝撃を緩衝できず，急峻な下腿の前傾を伴う膝関節の過度な屈曲が生じたと考えられた．IC直後の前脛骨筋の筋活動の欠如を代償するために，本症例は正常歩行とは異なるEMGパターンを呈した可能性がある．すなわち，本症例は麻痺側IC直後に生じる急峻な下腿の前傾を伴う膝関節の過度な屈曲を回避するために，あえて麻痺側IC時に膝関節屈曲位で踵接地を行うという代償的な戦略を選択していたかもしれない．この代償的な戦略の結果，前述した麻痺側立脚相のロッカー機構を利用した倒立振子運動の形成が不十分となり，身体の前方推進力が十分に得られないため，半腱様筋などの股関節伸展筋群がLR以降に代償的に活動していた可能性があると推察した．

装具を用いた理学療法介入

1 本症例に対する治療戦略と装具を用いた麻痺側ステップ練習

本症例の麻痺側IC時に膝関節が屈曲位となる歩容からの脱却を図るためには，麻痺側IC以降の衝撃を緩衝するシステムと立脚相における倒立振子運動を再構築することが必要である．そこで，踵接地直後の下腿前傾の制御を容易にするためヒールロッカーを補助する油圧制

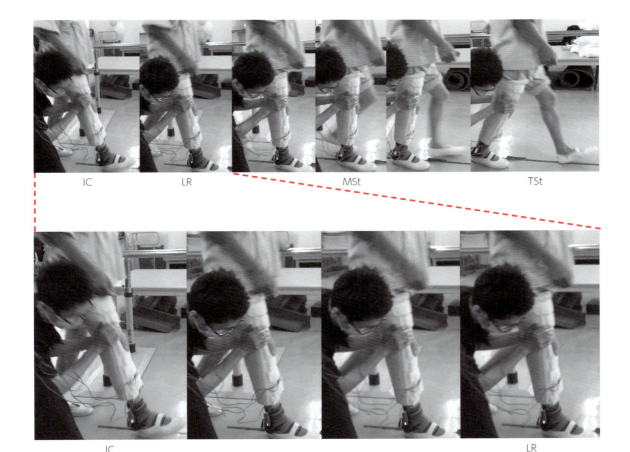

図7 GSDと軟性膝装具を用いた麻痺側ステップ練習

麻痺側IC～LRにおける膝関節伸展位での踵接地を再現し，立脚相における倒立振子運動を再獲得するため，軟性膝装具とGSDを用いて介助下での麻痺側ステップ練習を実施した．
IC：Initial contact（初期接地），LR：Loading response（荷重応答期），MSt：Mid stance（立脚中期），TSt：Terminal stance（立脚終期）

　動付短下肢装具（Gait solution design：GSD）を用い，さらに膝関節の過度な屈曲を抑制するために軟性膝装具を用いて，麻痺側IC時の踵接地を模した麻痺側ステップ練習を反復して実施した．この練習では麻痺側ICからMStまでの踵と足関節を軸とした下肢全体の前方回転運動の開始を再現することを目的としており，必要に応じて麻痺側IC以降の股関節伸展に対して介助を行い，身体の前方推進に補助を加えた．また徐々に介助量を減少させることで課題難易度を調節し，本症例自身が適切な下肢アライメントでの制御を学習できるように努めた．その後，麻痺側MStから立脚終期（Terminal stance：TSt）を含めた麻痺側立脚相全体の倒立振子運動を再現するため，麻痺側IC時から非麻痺側ICまでを一連の動作として実施し，非麻痺側ステップ距離を徐々に増加させることで立脚相後半の足関節背屈と股関節伸展をより引き出すように仕向けた．実際の麻痺側ステップ練習の様子を図7に示す．この麻痺側ステップ練習は，EMGを用いて前脛骨筋や腓腹筋などの筋活動が適切なタイミングで惹起されているかを介助者がモニタリングしながら実施した（図8）．

I. 急性期の下肢装具療法事例

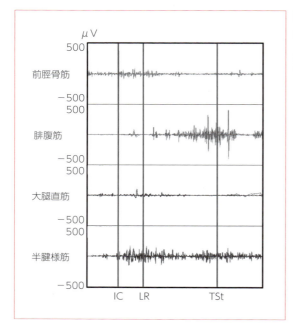

図8 麻痺側ステップ練習中のEMG波形
裸足歩行時と比較して，IC〜LRにおける前脛骨筋の筋活動が増加し，腓腹筋の異常な筋活動が減少している．
IC：Initial contact（初期接地），LR：Loading response（荷重応答期），TSt：Terminal stance（立脚終期）

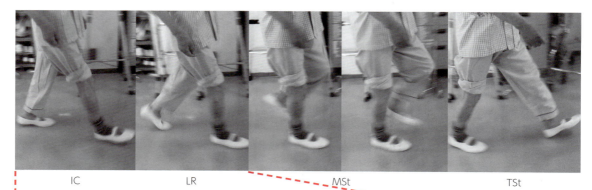

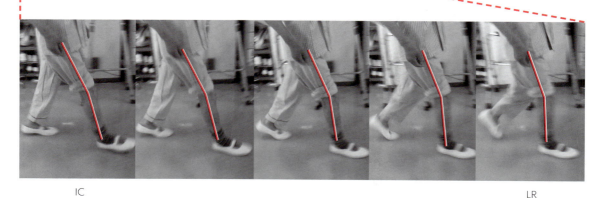

図9 麻痺側ステップ練習直後の裸足歩行（麻痺側立脚期）
麻痺側ステップ練習前と比較して，麻痺側ICでは膝関節伸展位での踵接地が可能となり，踵接地直後の急峻な下腿の前傾の軽減に伴う過度な膝関節屈曲が軽減した．
IC：Initial contact（初期接地），LR：Loading response（荷重応答期），MSt：Mid stance（立脚中期），TSt：Terminal stance（立脚終期）

3. 筋電図を用いた治療方針の選択と下肢装具療法

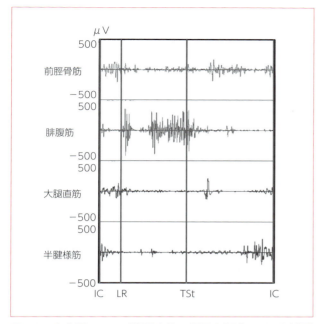

図10 麻痺側ステップ練習直後の裸足歩行時の EMG 波形
麻痺側ステップ練習前と比較し，練習後の裸足歩行では麻痺側 IC〜LR における前脛骨筋の筋活動が増加し，腓腹筋の異常な筋活動は減少した．また LR 以降に生じていた半腱様筋の異常な筋活動も軽減しており，正常歩行の EMG に近い波形パターンを示した．
IC：Initial contact（初期接地），LR：Loading response（荷重応答期），TSt：Terminal stance（立脚終期）

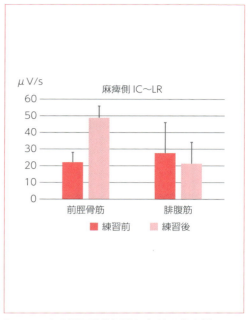

図11 麻痺側下肢筋活動における麻痺側ステップ練習前後の比較
麻痺側 IC〜LR における前脛骨筋と腓腹筋の筋活動量を麻痺側ステップ練習前後で比較したところ，前脛骨筋は練習後に増加し，腓腹筋は練習後に減少した．
IC：Initial contact（初期接地），LR：Loading response（荷重応答期），

2 介入直後の歩行と EMG 所見

前述のステップ練習直後の歩行と EMG 所見を図9，10に示す．麻痺側ステップ練習前と比較し，練習直後の裸足歩行では麻痺側 IC における膝関節伸展位での踵接地が可能となり，IC 以降の急激な下腿の前傾が軽減した（図9）．麻痺側ステップ練習後の EMG 所見（図10）では，ステップ練習前に比べて麻痺側 IC 直後の前脛骨筋の筋活動が増加し，腓腹筋の異常な筋活動は減少しているように思われた．そこで，得られた EMG 波形から麻痺側 IC〜LR における筋活動量を算出したところ，練習前と比較し練習後の前脛骨筋と腓腹筋の筋活動に改善がみられた（図11）．また麻痺側ステップ練習前に観察された麻痺側 LR 以降の半腱様筋の持続的な筋活動は明らかな軽減を認めた．

麻痺側ステップ練習直後の快適歩行速度は66.18 m/min で，練習前（65.37 m/min）と比較し著明な変化を認めなかったものの，重複歩距離は練習前の91 cm から101 cm へ増加を認めた．しかし，麻痺側ステップ練習直後に得られた歩容異常の改善と重複歩距離の増加は一時的であり，病棟内歩行中には練習前の歩容異常（麻痺側 IC 時の膝関節屈曲位での踵接地）へ戻っていた．そこで改善した歩容を定着させるため，即時的な改善が得られた前述の麻痺側ステップ練習を継続した．

27

Ⅰ. 急性期の下肢装具療法事例

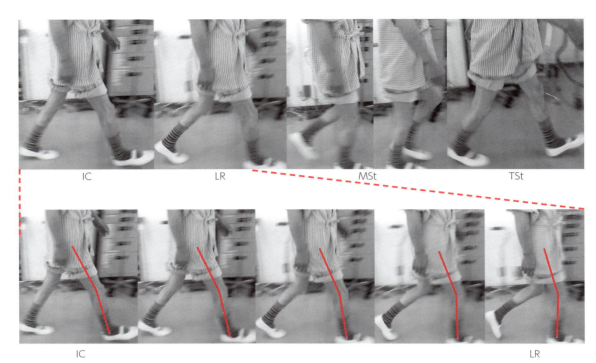

図12　最終評価時の裸足歩行（麻痺側立脚期）
第8病日における麻痺側ステップ練習直後の歩容異常の改善は一時的であったが，最終評価時には改善した麻痺側立脚相のアライメントが常に再現可能となり，歩行機能の更なる改善が得られた．
IC：Initial contact（初期接地），LR：Loading response（荷重応答期），MSt：Mid stance（立脚中期），TSt：Terminal stance（立脚終期）

3　最終評価（第15病日）

　症例の強い希望により，本症例は早期に自宅へ退院することになった．自宅退院前日の第15病日の歩行の様子を図12に示す．病棟内歩行においても，改善した麻痺側立脚相のアライメントが再現可能となり，より正常な歩行パターンに近似した動作の定着に至った．さらに快適歩行速度は89.22 m/min，重複歩距離は125 cmへ増加した．

おわりに

　本症例のように，病棟内歩行が裸足にて自立している症例においても，装具を適切に使用したトレーニングを併用して実施することで，歩容異常の改善や歩行機能の向上に貢献できる可能性があると思われた．

文献

1) 田中惣治：歩行の力学的評価．脳卒中片麻痺者に対する歩行リハビリテーション，阿部浩明ほか編，メジカルビュー社，東京，74-91, 2016
2) Götz Neumann K：歩き方—ヒトの歩容の生理学．観察による歩行分析，月城慶一ほか訳，医学書院，東京，5-80, 2005

（大鹿糠　徹）

4 実践

下肢装具作製の必要性を適切に判断するために必要な脳画像情報の活用

SUMMARY

- 症例は左中大脳動脈領域に脳梗塞を発症された片麻痺者で，下肢の支持性が極めて乏しく，歩行練習を実践する上で長下肢装具（Knee ankle foot orthosis：KAFO）を必要とした．しかし，当院の備品の KAFO ではフィッティング不良のため装具内での膝折れがみられ，下肢の支持性を十分に補えておらず，本人用の KAFO 作製を検討した．

- 装具作製において，下肢運動麻痺の重症度の把握と予後予測が重要とされているが，本症例は高次脳機能障害のため，その詳細な評価が困難であった．また筆者の臨床経験が浅く，KAFO 作製の是非に関して自信をもって判断することができなかった．身体所見のみならず画像所見を用いて皮質脊髄路（Corticospinal tract：CST）の損傷の程度を評価し，KAFO 作製の是非を検討し，判定精度を高めるよう取り組んだ．画像所見上，現在の重度の下肢麻痺を説明できる CST 損傷が確認され，早期の下肢運動機能の回復は難しいと予測されたため，本人用の KAFO を作製し積極的に歩行練習を実施した．

- 当院での最終評価時も重度片麻痺は残存しており KAFO が必要な状態であった．回復期リハビリテーション病棟のある病院（以下，回復期リハ病棟）の転院後も KAFO を使用した歩行練習を継続してもらい，回復期リハ病棟退院時には短下肢装具（Ankle foot orthosis：AFO）装着下で T 字杖歩行が自立した．

症例提示

左中大脳動脈領域脳梗塞　50歳代　男性

　現病歴は，心筋梗塞で他院に入院中，発語障害と右上下肢に運動麻痺が出現し，同日当院へ救急搬送され，保存的加療が選択された．発症時の画像を図1に示す．拡散強調画像で，左中大脳動脈領域に広範な梗塞巣が認められた．理学療法は2病日より介入を開始したが，意識障害および循環動態が安定せずベッドサイドでの介入が中心となり，11病日より歩行練習を開始した．

　11病日の理学療法評価では，全失語症を呈しており運動麻痺については観察上，中等度～重度運動麻痺を呈していると思われたが，その重症度については精査困難であった．感覚障害についても，運動麻痺と同様に精査困難であった．また本症例は pusher 現象を呈しており，その重症度を示す Scale for contraversive pushing（SCP）は4.5点であった．起居，移乗動作などの基本動作は全介助であった．歩行練習は平行棒内から開始し，自力での麻痺側遊脚が

Ⅰ．急性期の下肢装具療法事例

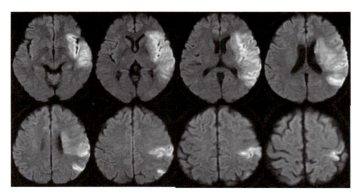

図1　症例の拡散強調画像（0病日）

困難であったため，全介助を要した．また下肢支持性の著しい低下に加えてpusher現象を伴い，歩行練習を進めるにあたりKAFOが必要な状態であった．当院の備品のKAFOではフィッティング不良のため装具内での膝折れがみられ，麻痺側立脚時の下肢支持性を十分に補えていなかった．そのため，本症例において早期の本人用KAFOの作製の必要性を検討した．

装具を用いた理学療法介入

1 KAFOの適応について

　急性期リハビリテーションにおいて装具を用いた早期歩行練習が推奨されている．Yamanakaら[2]はKAFOの適応となる症例について，以下の項目をあげている．
・全身状態が落ち着いており立位もしくは歩行練習を開始できる状態であるが，膝と足関節の筋緊張が低く不安定である．
・下肢に屈曲優位の共同運動を呈し，膝を伸展位で保持することができない．
・膝関節の屈曲拘縮など，膝関節の異常な運動がみられる．
　本症例は下肢支持性低下のため膝関節および足関節が不安定であり，この先行報告からもKAFOの適応が十分にあると思われた．しかし，本人用のKAFOを作製する際には次に述べるに事項に留意する必要があるとされている．

2 急性期におけるKAFO作製のポイント

a）急性期におけるKAFO作製の留意点

　早期にKAFOを作製する際には様々な事項に対し注意を払う必要がある．当院では**表1**[2,3]の項目について考慮し，KAFO作製の是非を判断している．本症例において，「運動麻痺の重症度の評価」および「早期の麻痺の改善」の項目に関しては，全失語症のため臨床所見のみでは十分に評価することができなかった．そこで，画像所見を参考にし，先述の項目について評価することとした．

4. 下肢装具作製の必要性を適切に判断するために必要な脳画像情報の活用

表1 急性期におけるKAFO作製の留意点

立位，歩行練習が可能	座位保持が可能である
呼吸，循環系の機能障害	関節に高度の拘縮がない
患者，家族の同意	病前の歩行能力
運動麻痺の重症度の評価	経済的背景
早期の麻痺の改善	転院先での継続した歩行練習が可能

（文献2，3より作表，改変）

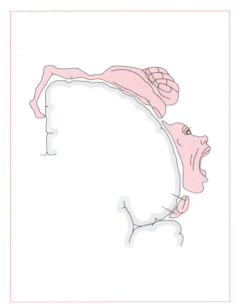

図2 一次運動野の機能局在
（文献5より引用改変）

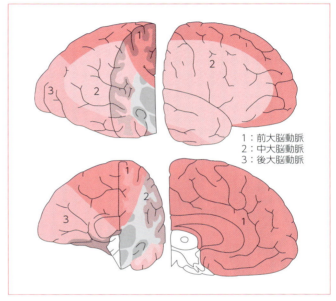

図3 各動脈の灌流領域
（文献6より引用改変）

b）運動機能評価と予後予測

　運動麻痺の重症度は皮質脊髄路の損傷の程度と相関することが報告されており[4]，運動麻痺の把握と予後予測においては皮質脊髄路の評価が基本となる．皮質脊髄路は，中心前回と呼ばれる部位に位置する一次運動野から，放線冠，内包後脚，中脳の大脳脚を通過し，延髄の錐体で大部分が交差して，反対側の主に脊髄の側索（外側皮質脊髄路）を下行し，脊髄前角細胞に至る下行性の伝導路である．中心前回には機能局在があり，ペンフィールドの「ホムンクルス」で知られている（**図2**）[5]．一次運動野の大脳縦裂近傍に下肢の領域があり，そこから側方へ向かうにつれ体幹，上肢，手指，顔面と規則的に配列している．今回は下肢の運動麻痺の評価が重要であるため，下肢の皮質脊髄路の走行を把握し，その損傷の程度を評価する必要がある．

　本症例は中大脳動脈梗塞例である．中大脳動脈は内頸動脈より分岐し，大脳の外側面を広範に還流する．この灌流領域には上肢と顔面の皮質とそれに続く皮質脊髄路が走行しているため，中大脳動脈梗塞例では上肢および顔面の強い運動麻痺を呈することが多い．一方で，下肢の皮質とそれに続く皮質脊髄路においては，一次運動野の領域が大脳縦裂近傍の内側面に位置することから，前大脳動脈の灌流領域となる（**図3**）[6]．しかし，側脳室近傍を通過する際には，白

Ⅰ.急性期の下肢装具療法事例

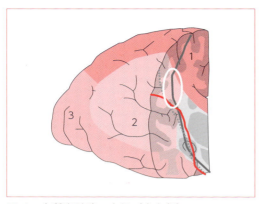

図4　皮質脊髄路の走行（白丸部）
赤が顔面，灰色が上肢，点線が下肢の皮質脊髄路をそれぞれ示している．
（文献6より引用改変）

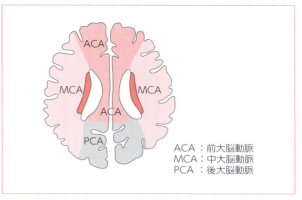

図5　側脳室体部レベルにおける各動脈の灌流領域
（文献7より引用）

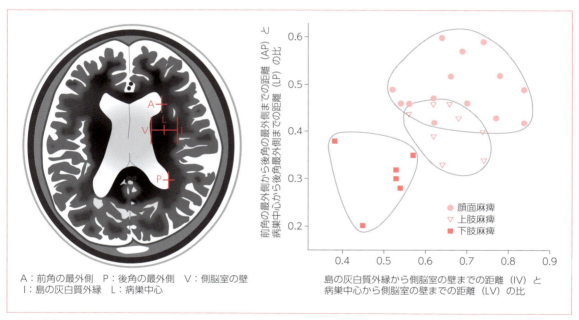

図6　放線冠レベルにおける下肢，上肢，顔面に関わる運動線維の通過部位
（文献8より引用，筆者訳）

　　丸で囲んだ中大脳動脈領域の灌流領域と重なるため，この領域に梗塞巣が及ぶことで，中大脳動脈領域の梗塞においても下肢の運動麻痺が出現することになる（図4）[6]．
　一般的に，臨床でみる画像の多くは水平断である．図5[7]は水平断面における側脳室体部レベルの各動脈の血液灌流領域を示し，赤色の部分が中大脳動脈によって血液供給をされている領域となっている．特に濃い赤色で示す部分は，中大脳動脈の穿通枝である外側線条体動脈が血流を供給している．図6[8]は，放線冠レベルにおける下肢運動線維，上肢運動線維，顔面，嚥下に関わる線維の通過部位に関する先行研究である．放線冠のこれらの領域が梗塞巣にかかるか否かによって，顔面麻痺，上肢麻痺，下肢麻痺の出現が説明でき，放線冠の内側かつ後方

32

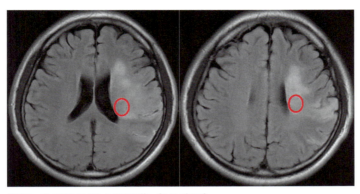

図7　本症例のFLAIR画像（11病日）
赤で囲んだ箇所が，下肢皮質脊髄路が通過する部位である．

の領域の病変により下肢運動麻痺が出現することが明らかとなっている．すなわち，外側線条体動脈の領域の後方に下肢の皮質脊髄路が通過しており，中大脳動脈梗塞例の下肢運動麻痺の評価においては，外側線条体動脈領域に病巣が及んでいるか否かが重要になる．

c）本症例の画像所見

本症例の画像をもう一度確認すると（図7），側脳室近傍の外側線条体動脈領域の後方，つまり下肢皮質脊髄路が通過する領域の広範囲に高信号が認められる．この画像所見および下肢の著しい支持性の低下という臨床所見より，本症例は重度の下肢運動麻痺を呈していると推測された．さらに運動麻痺の予後については，急性期の拡散強調画像で高信号となった領域は，一般的に不可逆的変化として対処するのが現実的とされている[9]．以上より，本症例の運動麻痺は早期には改善せず，治療には長期的の介入を必要とするであろうことが予想された．よって，先程の急性期におけるKAFO作製の留意点において，全失語症で評価できなかった「運動麻痺の重症度の評価」および「早期の麻痺の改善」においても問題がないとされたため，本症例に本人用のKAFOを作製し，歩行練習を進めた．

3　最終評価および当院転院後の経過

a）最終評価時の理学療法評価（33病日）

簡単な指示理解が可能となり，運動麻痺の評価が実施できるようになった．予想通り下肢Brunnstrom recovery stage（Br. stage）はⅡ～Ⅲと重度の右片麻痺を呈していた．感覚については依然精査困難な状態であった．SCPは0.5へと改善した．起居，移乗動作などの基本動作は軽介助にて可能となった．最終時の歩行動作は下肢の著しい支持性の低下が残存しておりKAFOが必要な状態であったが，麻痺側遊脚時の介助量が軽減し，中等度介助で歩行可能であった（図8）．

b）当院転院後の経過

回復期病院転院後も，KAFOを使用した歩行練習を積極的に継続していただいた．57病日にはKAFOからAFOへ移行し，その後T-caneとAFOで見守り歩行が可能となり，106病日に老人保健施設へ入所された．転帰先では，T-caneとAFOを使用し屋内歩行が自立されていたが，下肢Br. stageはⅣで中等度の麻痺が残存した（図9）．

I．急性期の下肢装具療法事例

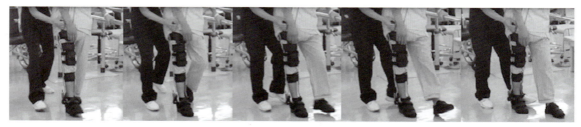

図8　最終評価（33病日）時の歩行の様子

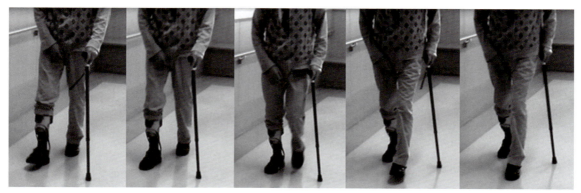

図9　転帰先での歩行の様子

おわりに

　急性期にKAFO作製の適応を評価する上で，運動麻痺の重症度の程度の把握と機能予後の予測が重要であり，臨床所見のみならず画像所見を用いたことで，臨床経験が浅い筆者でも，KAFO作製の是非に関して的確な判断をすることができたと考えられる．

文献

1) 園田　茂ほか：1-4急性期リハビリテーション．脳卒中治療ガイドライン2015，日本脳卒中学会脳卒中ガイドライン委員会編，協和企画，東京，277-278，2015
2) Yamanaka T, et al：Stroke rehabilitation and long leg brace. Top Stroke Rehabil 11：6-8, 2004
3) 大竹　朗：脳卒中片麻痺者の下肢装具．理学療法学 39：427-434，2012
4) Zhu LL, et al：Lesion load of the corticospinal tract predicts motor impairment in chronic stroke. Stroke 41：910-915, 2010
5) Penfield W, et al：Somatic sensation and movement. the cerebral cortex of man, Macmillan, New York, 214-215, 1950
6) Platzer W：脳の血管系と脳脊髄液系．分冊 解剖学アトラスⅢ―神経系と感覚器，第6版，平田幸男訳，文光堂，東京，277，2011
7) 高橋昭喜：脳血管．脳MRI 1．正常解剖，第2版，高橋昭喜編，秀潤社，東京，264-301，2005
8) Song YM：Somatotopic organization of motor fibers in the corona radiata in monoparetic patients with small subcortical infarct. Stroke 38：2353-2355, 2007
9) 中川原譲二：脳卒中の診断に必要な画像診断（脳，血管）．よくわかる脳卒中のすべて，山口武典ほか編，永井書店，大阪，53-66，2006

（神　将文）

5 実践

皮質脊髄路の完全損傷を認めた若年重度片麻痺者に対する下肢装具を用いた歩行トレーニング

SUMMARY

- 症例は脳動静脈奇形（Cerebral arteriovenous malformation：AVM）破裂による脳出血発症から約1か月後にAVM摘出術を目的とし当院※へ入院した重度片麻痺者であった．摘出術前に撮像された拡散テンソル画像所見では，損傷側の皮質脊髄路（Corticospinal tract：CST）の完全損傷を認め，歩行時の麻痺側立脚相における下肢の支持性は極めて乏しく，歩行に全介助を要した．

- 本症例に対して，重度片麻痺者の麻痺側下肢筋力を強化できる可能性のある長下肢装具（Knee ankle foot orthosis：KAFO）を使用した2動作前型歩行練習を積極的に実践し，その約1か月半後（発症から約2か月後）にはKAFO装着下で2動作前型T字杖歩行が見守りにて可能となった．

- KAFOから短下肢装具（Ankle foot orthosis：AFO）へ移行した場合にも見守りから軽介助で歩行可能となったが，麻痺側立脚相前半に急速な膝関節の伸展（Extension thrust pattern：ETP）が生じた．そこで，AFOとKAFOの中間的な課題としてsemi-長下肢装具（semi-Knee ankle foot orthosis：semi-KAFO）装着下での歩行練習を実施し，膝関節中間位での保持の再学習を図った．

- semi-KAFOを使用した歩行練習開始から約1か月半後（発症から約4か月後），AFO装着下での歩行時のETPが軽減し，歩行能力の向上（歩行速度，重複歩距離の増大）が得られた．

症例提示

1 症例紹介

　症例はAVM破裂による右前頭葉皮質下出血を発症した若年男性である[1]．意識障害と左片麻痺が出現し近院へ救急搬送され，AVM破裂による脳出血と診断され入院加療となった．発症当日のCTを図1[1]に示す．31病日にAVMの摘出術を目的として当院へ入院し，40病日に術前評価として拡散テンソル画像（Diffusion tensor imaging：DTI）が撮像された．56病日と68病日にAVM塞栓術が施行され，71病日に開頭AVM摘出術および頭蓋形成術が施行された．AVM破裂による脳出血発症前のADLはすべて自立されており，Functional ambulation category（FAC）は5であった．

※筆者執筆時は広南病院

I. 急性期の下肢装具療法事例

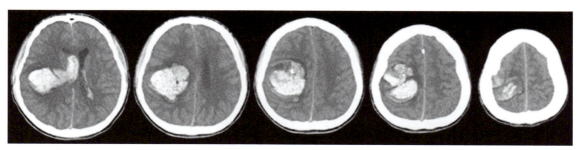

図1　発症当日のCT
(文献1より引用)

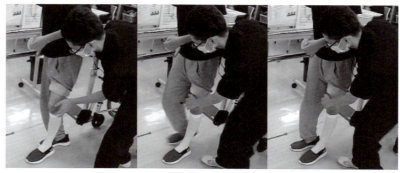

図2　当院初回評価時（33病日）の平行棒歩行
(文献1より引用)

2 当院での初回評価ならびにDTI所見

a) 初回評価（33病日，AVM摘出前）

　JCSは2，Stroke impairment assessment set（SIAS）の運動機能項目は上肢近位2，上肢遠位1A，下肢近位（股）2，下肢近位（膝）1，下肢遠位0であった．SIASの筋緊張項目は上下肢ともにすべて2，感覚項目は上下肢ともにすべて0であった．高次脳機能障害としては半側空間無視，注意障害，脱抑制を認めた．明らかな関節可動域制限と非麻痺側上下肢の筋力低下は認めなかった．歩行は平行棒で開始したが，無装具では麻痺側立脚相での支持性が乏しく，初期接地後に急激な膝関節の屈曲（膝折れ）が生じ，その際に介助を必要とした．膝折れが生じない場合には，立脚相前半でETPが観察された（図2）[1]．また，麻痺側下肢の遊脚は可能であったが初期接地の位置の修正に介助を要し，FACは0であった．

b) DTI所見（40病日，AVM摘出前）

　DTIは，白質神経線維束の仮想的な描出や微細構造変化の定量的な評価が可能であり，DTIでCSTの損傷の程度を評価することは運動機能の予後を予測する一手段として有効であると考えられている[2]．このDTIを用いて描出された本症例の非損傷側と損傷側のCSTの走行を図3に示す．非損傷側のCSTは明瞭に描出されたが（図3a），損傷側のCSTは全く描出されず，完全に断裂していると思われる所見であった（図3b）．
　さらにCSTの損傷によって生じるWaller変性の存在を評価するために，損傷側と非損傷側

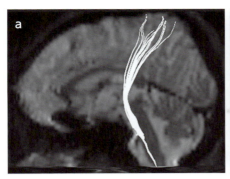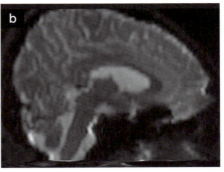

図3　非損傷側（a）と損傷側（b）のCSTの走行

の中脳大脳脚における拡散異等方性（Fractional anisotropy：FA）値を計測した．その結果，非損傷側が0.71±0.15，損傷側が0.44±0.12と左右差を認め，非損傷側に対する損傷側のFA値の比（損傷側FA／非損傷側FA：FA ratio）を算出したところ0.62であった．中脳大脳脚におけるFA ratioについては，脳卒中後の運動機能の回復が良好な症例（0.87〜0.96）に対して回復が不良な症例（0.70〜0.82）では有意に低値を示すことが報告されており[3]，本症例のFA ratioが低値を示したことから，運動機能の回復は不良であると予測された．

一方で，DTIにてCSTが全く描出できない完全損傷と思われる症例においても歩行能力を再獲得する症例が存在することが報告され，歩行可能となった群は歩行に介助を要する群と比べ若年であったと報告されている[4]．そこで若年である本症例に対して，重度片麻痺者の麻痺側下肢筋活動を惹起させるうえで有効とされるKAFOを使用した2動作前型歩行練習[5,6]（Ⅰ-2 実践，p.14〜16参照）を積極的に実践し，麻痺側下肢筋力の強化を図ることで歩行自立度の改善に貢献でき，高次脳機能障害のため見守りは必要だが介助なく歩行可能になる可能性があると判断した．

装具を用いた理学療法介入

1　KAFOを使用した歩行練習の経過

a）初回評価翌日（34病日，AVM摘出前）

先行研究[5]で用いられた足部に可動性を有するGait solution（GS）足継手付KAFOを使用して，2動作前型歩行練習を開始した（図4）[1]．その際には，治療者が後方から体幹と骨盤部を密着させ，体幹が正中位となることに加え，麻痺側立脚相で麻痺側股関節が伸展位となるように誘導した．また，遊脚介助用ループにて麻痺側下肢の遊脚を介助し，初期接地の位置を調節した．

b）78病日（AVM摘出後1週目）

SIASの下肢運動機能項目は下肢近位（股）3，下肢近位（膝）2，下肢遠位1まで改善した．前述の2動作前型歩行練習時の介助量も軽減したため，今後のADLの拡大（トイレ，洗面，

Ⅰ. 急性期の下肢装具療法事例

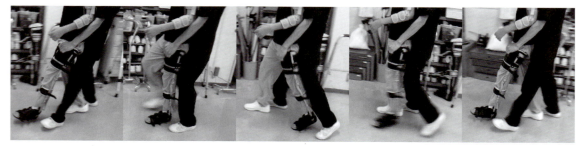

図4　GS 足継手付 KAFO を使用した2動作前型歩行練習
（文献1より引用）

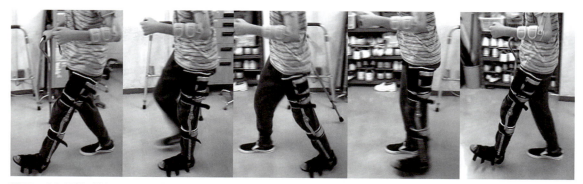

図5　GS 足継手付 KAFO 装着下での T 字杖歩行（85病日）
（文献1より引用）

風呂場への移動）を想定し，T字杖歩行練習を開始した．その際にも，治療者は麻痺側後方から体幹と骨盤部を介助し，麻痺側立脚相で麻痺側股関節が伸展位となるように誘導したが，麻痺側下肢の遊脚が自力で可能となり，その後の接地位置は過度に内転・外転することなく前型歩行の様式で，ほぼ一定の位置に接地可能となってきたため，介助せずに自らの視覚情報を利用して成功か失敗かを認識させた．

c）85病日（AVM 摘出後2週目）

　SIAS の下肢運動機能項目と感覚項目には変化がみられないものの，股関節と膝関節周囲の触覚は強い皮膚刺激がわかる程度に改善し，さらに股関節と膝関節の位置覚については他動的に運動させ際に全可動域の運動なら方向がわかる程度まで改善を認めた．GS 足継手付 KAFO 装着下で2動作前型 T 字杖歩行が見守りにて可能となり（**図5**）[1]，さらに，GS 足継手付 AFO へ移行した場合にも膝折れが生じず，見守りから軽介助で歩行可能となった．しかし，麻痺側立脚相前半でETPが出現し，その際の最大歩行速度は28.5 m/min，重複歩距離は69.7 cm であった．

2　AFO 移行時の歩容異常の改善に向けた介入

　KAFO から AFO へ移行した際には，ETP の出現という新たな問題が生じた．ETP は初期接地から立脚中期にかけて生じる重心の上昇を妨げ，立脚初期に生じた運動エネルギーを中期に

図6 semi-KAFOへの移行が可能なKAFO

金属支柱に取り付けられたネジの操作により，KAFO（a）からsemi-KAFO（b）とAFO（c）への移行が可能となっている．semi-KAFO（b）はKAFO（a）よりもテコの長さが短い分，膝関節を固定する強度が弱く，膝関節に多少の遊びが出るため膝関節の制御を要求される．
（文献6より引用）

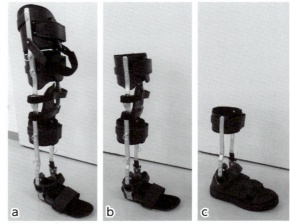

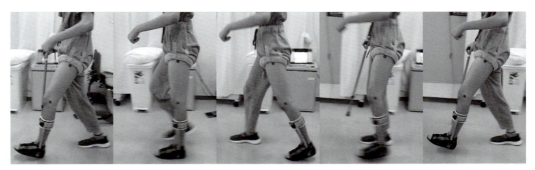

図7 最終評価時（113病日）のGS足継手付AFO装着下でのT字杖歩行
（文献1より引用）

かけて位置エネルギーへと変換できず，力学的に非効率的な歩容となることでエネルギーコストの増大[7]や歩行速度の低下[8]を招くことが報告されている．つまり，本症例のAFO移行時に生じたETPに対して，何の策も講じずにAFO装着下での歩行練習へ移行した場合，力学的に非効率的な歩容を反復して練習することとなる可能性がある．また本症例のように，KAFOからAFOへ移行した直後には，ETPなどの膝関節の運動に生じる異常を呈する症例が少なくなく，KAFOで反復学習した歩容をAFOで再現するには，KAFOとAFOの中間的課題を設定し，段階的な誘導を経てAFOへ移行することが重要とされる[6]．そこで，図6[6]に示すsemi-KAFOを使用した歩行練習をKAFOとAFOの中間的課題として取り入れ，膝関節中間位での保持を再学習させつつ，AFO歩行時にETPを呈する歩容からの脱却を試みた．

3 当院での最終評価（113病日，AVM摘出後6週目）

　JCSは0，SIASの運動機能項目は上肢近位3，上肢遠位1A，下肢近位（股）3，下肢近位（膝）3，下肢遠位1となり，筋緊張項目と感覚項目は初回評価時と同様であった．高次脳機能障害は，注意障害と脱抑制などの前頭葉機能障害が残存した．そのため，歩行時には見守りを必要とし，FACは3に留まったものの，GS足継手付AFO装着時のETPは軽減し，T字杖歩行時の最大歩行速度は58.8 m/min，重複歩距離は105.3 cmまで改善した（図7）[1]．なお，本症例は115

病日にリハビリテーションの継続を目的として他院へ転院した．転院先の担当理学療法士に診療情報の提供を求め，転院後に高次脳機能障害は改善し最終的には屋内外含め歩行自立となり，FAC は5となったとの情報を得た．

おわりに

　AVM 破裂による脳出血発症後の DTI 所見で損傷側の CST が全く描出されず，歩行機能と密接に関連する麻痺側下肢筋力の改善が不良であると予測されたが，T 字杖と AFO を用いて前型歩行が可能となり，歩容異常も改善し，約60 m/min の歩行速度と1 m を超える重複歩距離を獲得した背景には，本症例が若年であったことに加えて KAFO を用いた前型歩行練習を実践したこと，ならびに KAFO から semi-KAFO を経て AFO へ移行したことも少なからず貢献したものと思われる．CST の損傷の程度から運動機能の予後が不良であると予測される重度片麻痺者においても，必要に応じて下肢装具を積極的に活用し，歩行機能の改善を図る視点を持つことが重要であると思われた．

文献

1) 辻本直秀ほか：皮質網様体路の残存が確認された歩行不能な脳卒中重度片麻痺者に対する長下肢装具を用いた前型歩行練習と歩行および下肢遠位筋の回復経過．理学療法学 45：385-392，2018

2) Puig J, et al：Diffusion tensor imaging as a prognostic biomarker for motor recovery and rehabilitation after stroke. Neuroradiology 59：343-351, 2017

3) Kusano Y, et al：Prediction of functional outcome in acute cerebral hemorrhage using diffusion tensor imaging at 3T：a prospective study. AJNR Am J Neuroradiol 30：1561-1565, 2009

4) Ahn YH, et al：Can stroke patients walk after complete lateral corticospinal tract injury of the affected hemisphere? Neuroreport 17：987-990,

2006

5) 大鹿糠徹ほか：脳卒中重度片麻痺例に対する長下肢装具を使用した二動作背屈遊動前型無杖歩行練習と三動作背屈制限揃え型杖歩行練習が下肢筋活動に及ぼす影響．東北理療 29：20-27，2017

6) 阿部浩明ほか：急性期から行う脳卒中重度片麻痺例に対する歩行トレーニング．理療の歩み 27：17-27，2016

7) Awad LN, et al：Walking speed and step length asymmetry modify the energy cost of walking after stroke. Neurorehabil Neural Repair 29：416-423, 2015

8) De Quervain IA, et al：Gait pattern in the early recovery period after stroke. J Bone Joint Surg Am 78：1506-1514, 1996

（辻本　直秀）

6 実　践

実用的な歩行能力の獲得が困難と思われた高齢重度片麻痺例の装具作製と理学療法

SUMMARY

■ 症例は視床出血により重度の片麻痺を呈していた．52病日で回復期リハビリテーション病棟（以下，回復期リハ病棟）へ入棟された．

■ 80歳代と高齢で，重度の運動麻痺と感覚障害があり，回復期リハ病棟入棟時のベッド上日常生活動作（Activities of daily living：ADL）がほぼ全介助であることなどから，実用的な歩行の獲得は困難と予測されたが，症例ご自身は歩行練習に対して意欲的であり，積極的に立位・歩行練習を実施することとした．

■ 備品の長下肢装具（Knee ankle foot orthosis：KAFO）を用いた歩行練習では，介助量の多さから，理学療法士の介助だけでは歩行練習の量を確保することが困難であったため，股継手付きの長下肢装具を作製して練習を行った．

■ 歩行の目標は，施設入所後に居室からデイルームなどへ四点杖使用介助下歩行で移動ができることとした．退院時の歩行状況は，大腿中央部までの長さのsemi-KAFOと四点杖を使用して軽介助レベルであったが，歩行スピードがたいへん遅く，ADL場面での移動は車椅子にとどまった．

■ 脳卒中のリハビリテーションにおいて，急性期では廃用症候群を予防するため早期から立位・歩行練習を開始し，回復期にかけては難易度を調整しつつ歩行練習の量を十分に担保し，維持期では筋力や体力および獲得された歩行能力を維持・向上していくことが重要とされる．それを遂行する上で，特に重度片麻痺症例では状態に応じた装具を提供することは非常に有要で，より早期に積極的に治療用装具を作製して立位・歩行練習に取り組むことを選択肢として考えていく必要があると思われた．

症例提示

左視床出血　80歳代　男性

　発症時の画像を図1に示す．血腫は内包に及び，脳室穿破を伴っていた（CT分類Ⅱb）．発症時は，意識障害（JCS Ⅰ-3）と重度の右片麻痺と感覚障害，右半盲，失語を呈しており，Brunnstrom recovery stage（Br. stage）はⅠ-Ⅱ-Ⅰ（上肢-手指-下肢）であった．発症同日内視鏡下血腫除去術施行され，翌日よりリハビリテーション（以下，リハ）が開始された．23病日目に痙攣重積状態になり一時的に意識レベル低下を呈したが，その後は痙攣発作もなく症状が安定した．

　52病日に回復期リハ病棟へ入棟した．この時の評価ではJCS Ⅰ-2，Br. stageはⅠ-Ⅱ-Ⅱ，

I．急性期の下肢装具療法事例

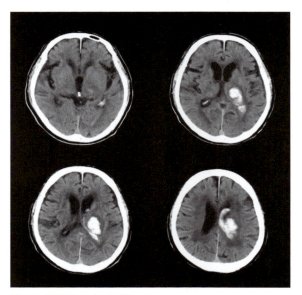

図1　発症時のCT画像

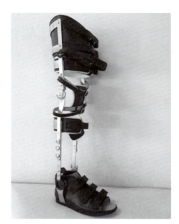

図2　当院の備品のKAFO

　重度の運動麻痺と感覚障害が残存していた．Stroke impairment assessment set (SIAS) は31/76で，運動機能項目は上肢0-1B，下肢1-0-0，体幹機能項目では垂直性1，腹筋0であった．また，動作時を中心にpusher現象を認め，Scale for contraversive pushing (SCP) では2.5/6であった．自発性は著しく低下していて，失語は軽度なものの，コミュニケーションはその場の簡単なやり取りは可能だが，自発話は非常に乏しかった．座位保持も困難であり，基本動作やADLは食事以外はほぼ全介助の状態であった．急性期での理学療法では備品のKAFOを使用して立位練習や歩行練習（15-20 m×2set 程度）が実施されていた．回復期リハ病棟入棟時のカンファレンスでKAFOの作製が検討されたが，高齢で重度の運動麻痺と感覚障害を呈しており，発症から1か月以上を経過してベッド上ADLがほぼ全介助の状態であることなどから，実用歩行の獲得は困難であることが予測されたため，まずは備品のKAFO（図2）を使用して練習を開始することとした．

装具を用いた理学療法介入

1　備品を使用した立位・歩行練習

　当院の備品のKAFOは，膝継手はリングロック，足関節にはゲイトソリューション継手とダブルクレンザック継手が装備されている．足関節は，より安定性の確保を優先したい立位練習場面ではダブルクレンザックにて底背屈0°で固定し，歩行練習などの場面では固定をせず，ゲイトソリューションの機能を使用して実施した（図3）．

　回復期リハ病棟入棟当初は，前述の通り自発性が乏しく，著明な易疲労を認めたが，リハに対しては協力的であり，徐々に耐久性は向上した．特に歩行練習への意欲は比較的高く，練習

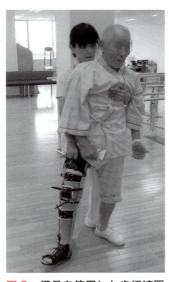 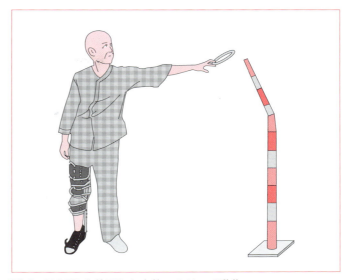

図3 備品を使用した歩行練習　　図4 KAFOを使用した立位でのリーチ動作

中や練習後は活気も向上し，表情が豊かになる様子が印象的であった．脳卒中治療ガイドライン2015では，歩行障害に対するリハビリテーションの項目において，歩行能力の改善のためには歩行や歩行に関連する下肢運動の量を多くすることがグレードAで強く推奨されている[1]．これに従い，できる限り歩行練習の量を増やしていこうと考えた．しかし，回復期リハ病棟入棟から2週間，備品のKAFOを使用したトレーニングを継続したが，姿勢定位の障害が遷延しており，歩行時にはpusher現象が出現，また麻痺側下肢は重度の運動麻痺に伴って股関節の支持性も非常に乏しく，立脚期に麻痺側股関節が強くスウェイ（麻痺側立脚期に股関節が外側に偏移し殿部が後退）する状況であった．このためKAFOと理学療法士の介助だけでは歩行中の姿勢コントロールが困難で，非常に介助量が多く，理学療法士が疲弊しなかなか歩行量を増やすことができなかった．これに対して，pusher現象をできる限り早期に改善させるため，端座位やKAFOを使用した立位で非麻痺側へリーチ動作を行う練習（図4）を多くするとともに，装具と補助具に対する検討を行った．麻痺側股関節の支持性を高めるため，軟性股関節装具を装着しての歩行練習を試行したところ，十分ではないものの，麻痺側股関節の立脚期におけるスウェイが減少し，介助量もやや軽減した．この結果から，股継手付の長下肢装具（Hip knee ankle foot orthosis：HKAFO）の作製を検討することとした．

　HKAFOの検討中においても，できる限り歩行量を増やすため，軟性股関節装具を使用した立位・歩行練習（図5）の他に，免荷歩行器を併用した歩行練習（図6）も実施した．免荷すること（歩行器の機能上，詳細な免荷量は不明）で，介助量は軽減し，歩行練習量を増やすことが可能であった．本症例は，この時点でも下肢の随意運動は困難で，筋電図上でも随意収縮が確認できていなかったが，免荷歩行器歩行練習中の大腿四頭筋（大腿直筋）の筋電図を確認したところ，歩行周期に応じた筋活動を確認することができた．しかし，免荷せずにKAFOで歩行練習を行った時の筋活動に比べると明らかに低い値にとどまった．このことから，できる限り免荷せずに歩行練習を行う方が，麻痺側下肢により大きな筋活動を生じさせることができ，高強度の運動が提供できると考えた．よって，しっかり荷重して麻痺側下肢筋活動を惹起

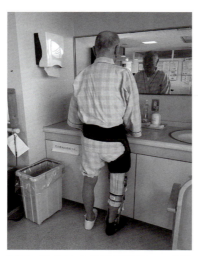 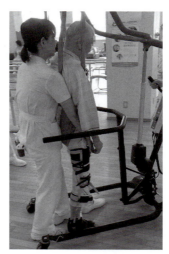

図5　KAFOと軟性股装具での立位　　図6　KAFOと免荷歩行器での歩行練習

させつつ，介助量を軽減させて高頻度（量）の歩行トレーニングを実施できる可能性が高いと思われるHKAFOの作製を提案した．

2　装具作製

　当院では，装具作製の際には，主治医，リハスタッフ，メディカルソーシャルワーカー，義肢装具士が参加するブレースカンファレンスを実施している．カンファレンスでは，理学療法評価結果と脳画像を合わせた歩行の予後予測，症例の家族背景や金銭状況，予想される転帰先などの情報から装具作製について話し合われた．歩行の予後予測としては当初の予測同様に歩行自立や実用性の高い歩行の獲得は困難と考えられた．また，症例は独居であり，回復期リハ病棟退院後は施設入所を検討中であった．目標を歩行とし積極的に治療用装具を作製するかどうかたいへん悩ましいケースであったが，症例の歩行獲得への意欲も高く，キーパーソンであるご親族もカンファレンスで話し合われた内容を踏まえた上で，装具を作製してできる限りの歩行練習を実施することを希望されたので，HKAFOを作製することとなった．歩行の目標は，施設入所後に介護スタッフの介助のもと，四点杖歩行で居室からデイルームなどへ移動することができることとした．

　作製した装具を図7に示す．金属支柱HKAFOで足部覆い型，股継手と膝継手にはリングロック，足継手にはゲイトソリューションと対側にダブルクレンザックを使用した．ネジの着脱により，大腿上部，中央部，下腿部で簡便に装具の長さを変更できるようになっており，練習内容や使用場面によって，KAFOとAFOを使い分けることも可能である．また，大腿部には介助ベルトを装着した．病院および施設内での使用が主となることから，足部は覆い型を選択した．

　自由度が3である股関節の運動方向を制限し，練習の難易度を下げることができるよう，リングロックを選択し，ロックを使用すれば中間位固定となり，ロックを外せば屈曲伸展方向が遊動となるようにした．立位練習は安定性確保のためにロックした状態（自由度0）で実施し，

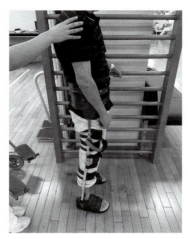

図7　完成した HKAFO

歩行練習はロックを解除した状態（自由度1）で実施した．

本症例においては介助量を軽減し，歩行練習量を増やすことを優先すべきと考え，麻痺側下肢遊脚期のクリアランスを確保する目的で，対側靴に中敷で1 cmの補高を行った．

3　作製した装具を使用した理学療法

HKAFOを使用して理学療法士の介助量が軽減されたことで，立位・歩行練習の量を増やすことが可能になった．具体的には KAFO で20 m×5セット程度であった歩行練習を，35–40 m×5セット程度へ増やすことができ，合間の休憩も座位ではなく立位でとることができるようになった．歩行練習は，上肢をフリーとした後方介助歩行を中心に行っていたが，次第に理学療法士にもたれかかり，姿勢コントロールを過剰に介助に委ねる傾向がみられてきたため，徐々に手すりを使用した側方介助での練習へ移行していった．装具を使用した歩行以外の練習としては，静的立位保持の他，手すりなどを使用して左右への重心移動，非麻痺側下肢ステップトレーニング（図8）などを実施した．その結果，3週間後には麻痺側股関節のスウェイは改善し，KAFO へのカットダウンが可能になった．この時期には pusher 現象は改善しており，歩行練習時の支持物を平行棒や手すりから四点杖へ変更した．その様子を図9に示す．麻痺側下肢の振り出しが困難であるため介助を要している．振り出しが困難な原因として，一つは，非麻痺側への重心移動による麻痺側の抜重が不十分であること，もう一つは KAFO の重さを考えた．非麻痺側での片脚立位練習を追加するとともに，非麻痺側下肢ステップトレーニングの量を増やして麻痺側股関節の支持性向上を図った．これらのトレーニングを経て，麻痺側下肢の支持性が向上すれば，カットダウンにつながり，KAFO の重さを軽減できると考えた．4週間かけて，大腿中央部（semi-KAFO）までカットダウンすることができ，麻痺側下肢の振り出しが可能になった．その後は，AFO へのカットダウンへ向けて，semi-KAFO の膝のリングロックを解除してのステップトレーニングや歩行練習も合わせて実施した．

4　退院時の歩行状況

semi-KAFO へのカットダウンから約1か月後（約160病日），老人保健施設への転院が決定

Ⅰ. 急性期の下肢装具療法事例

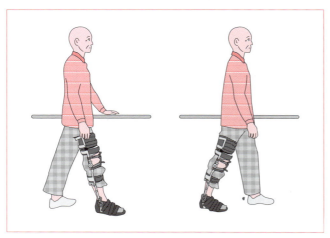

図8　非麻痺側下肢のステップトレーニング

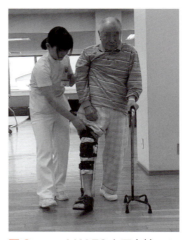

図9　semi-KAFO と四点杖での歩行

麻痺足振り出しに介助を要している

した．重度の運動麻痺と感覚障害が残存し，麻痺側立脚期の膝折れを十分に改善させることができず，AFO へのカットダウンは達成できなかった．当院退院時の歩行状況は，semi-KAFO 使用，四点杖歩行軽介助レベルであった（図10）．semi-KAFO は片麻痺者が自力で着脱することは難しいが，KAFO と違い装着したままトイレでの下衣操作が可能であるという利点がある．しかし，歩行速度は 0.07 m/s とたいへん遅く，歩行の機会はリハ場面のみで，病棟 ADL では車椅子移動に留まった．装具情報とこれまでの歩行練習経過について，写真付きのリハサマリーを作成し，老人保健施設でのリハ継続を依頼した．

　当初の予測通り，実用性の高い歩行を獲得することはできなかった．しかし，今回の経験を通して，高齢の重度片麻痺症例であっても，一定レベルの歩行を獲得できる可能性があり，患者さんとご家族の十分な理解が得られるならば，早期に積極的に治療用装具を作製して立位・歩行練習に取り組むことを選択肢として考えていく意義は高いと感じられた．脳卒中治療ガイドライン[2]の急性期リハビリテーションの項目には「不動・廃用症候群を予防し，早期の日常生活動作（ADL）向上と社会復帰を図るために，十分なリスク管理のもとにできるだけ発症後早期から積極的なリハビリテーションを行うことが強く勧められる（グレード A）．その内容には，早期座位・立位，装具を用いた早期歩行練習，摂食・嚥下練習，セルフケア練習などが含まれる．」と記載されている．この「廃用症候群の予防」は非常に重要であり，重度な障害を伴う症例に積極的な歩行などのトレーニングを提供する上で，症例の状態に応じた装具を用いることが肝要である．さらに，同ガイドライン[3]の維持期リハビリテーションの項目には「回復期リハビリテーション終了後の慢性期脳卒中患者に対して，筋力，体力，歩行能力などを維持・向上させ，社会参加促進，QOL の改善を図ることが強く勧められる（グレード A）．」と記載されている．本症例の場合，本人用の装具を作製せずに退院した場合，歩行の機会を設けることが困難になることが懸念される．実用性の高い歩行でないとしても，歩行の機会を提供できることは筋力・体力の維持・向上へ繋げることができると考える．また，歩行への希望が強い方にとっては，その後の生活の満足度へも少なからず関わるのではないだろうか．

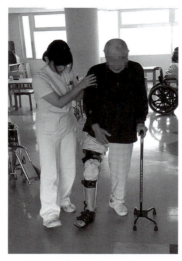

図10 退院時の歩行の様子

おわりに

「歩行獲得のためにはたくさん歩行練習をするべきである」ということは，「歩くことが困難な患者さんに対して，たくさん歩行練習を提供する必要がある」ということであり，我々理学療法士の介助以外にも，装具や歩行補助具，免荷装置など様々なデバイスを組み合わせて，プログラムを立案していくなどの工夫が必要であろう．さらに退院後のことも考え，歩行の機会を提供できるように転帰先の理学療法士に情報提供することや，理学療法士以外のスタッフの監視や介助の元でも歩行の機会を提供できるよう働きかけることまで視野に入れた介入が重要になると思われる．

引用文献

1) 園田　茂ほか：2-2 歩行障害に対するリハビリテーション．脳卒中治療ガイドライン2015，日本脳卒中学会 脳卒中ガイドライン委員会編，協和企画，東京，288-291，2015
2) 園田　茂ほか：1-4 急性期リハビリテーション．脳卒中治療ガイドライン2015，日本脳卒中学会 脳卒中ガイドライン委員会編，協和企画，東京，277-278，2015
3) 園田　茂ほか：1-7 維持期リハビリテーション．脳卒中治療ガイドライン2015，日本脳卒中学会 脳卒中ガイドライン委員会編，協和企画，東京，282-283，2015

参考文献

- 大畑光司：歩行補助具による歩行再建．歩行再建，三輪書店，東京，185-194，2017
- 阿部浩明：急性期重度片麻痺例の歩行トレーニング．脳卒中片麻痺者に対する　歩行リハビリテーション，阿部浩明ほか編，メジカルビュー社，東京，98-120，2016

（安倍　恭子）

7 実践

離床の遅れにより廃用が生じた外減圧術後脳梗塞例に対する歩行能力の再獲得を目指した下肢装具を用いた取り組み

SUMMARY

- 症例は50歳代男性で，脳梗塞発症後，急性期病院で外減圧術と頭蓋形成術が施行され，発症後約2か月の時点でリハビリテーションを目的とし当院へ転院された．転院前は2度の手術や術後安静度の影響などもあり積極的な立位，歩行練習は行われていなかった．

- 転院時の評価において重度の運動麻痺（Brunnstrom recovery stage Ⅰ－Ⅰ－Ⅱ：上肢－手指－下肢）と感覚障害を呈し，失語，失行等の高次脳機能障害も認めた．また，麻痺側足関節背屈ROM制限や麻痺側下肢に痙縮を認め，臥床期間の影響から廃用性の筋力低下などを認めた．起居動作，移乗動作は中等度の介助を要した．

- 転院直後から備品のGait solution足継手付長下肢装具（Knee ankle foot orthosis：KAFO）を使用して立位練習や歩行練習を開始した．装具カンファレンスにて，発症後2か月が経過しており廃用性の筋力低下を認め，脳画像から重度の運動麻痺は残存すると考えられたが，KAFOを使用した歩行トレーニングを進めることで歩行機能の改善が図れると考え，本人用KAFOの作製が妥当と判断された．

- 転院当初より麻痺側への荷重を促しながら起立－着座練習を反復して行い，KAFOを用いて課題難易度を調整しながら立位，リーチ練習を進めて非対称的なアライメントの改善や能動的な姿勢調節機能の改善を図った．同時に，後方介助での交互型歩行を積極的に行い，歩行リズムの形成と麻痺側下肢筋活動を惹起することを目指した．

- 症例は当院転院から約半年を経て，短下肢装具を装着しＴ字杖を用いて見守り歩行可能となり自宅退院に至った．適応を判断し，転院直後からKAFOを使用し麻痺側下肢を積極的に使用しながら立位・歩行練習を実施したことが廃用からの脱却につながり，後の歩行能力の向上と病棟でのADL拡大へとつなげることができたのではないかと考えられた．

症例提示

1　脳梗塞（左中大脳動脈領域）　50歳代　男性

a）発症時：A病院

　発症時の画像を図1に示す．左中大脳動脈領域に広範な梗塞巣（左M1遠位閉塞）を認め，

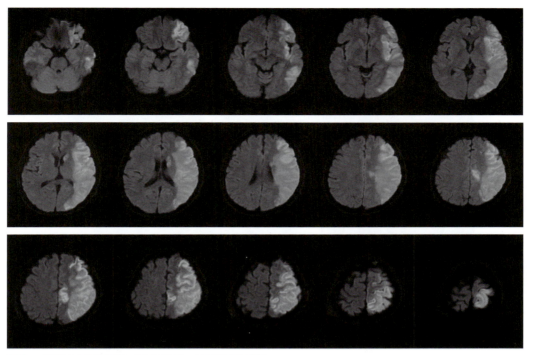

図1 症例のMRI画像（発症当日，拡散強調画像）

　右上下肢に運動麻痺と感覚障害が出現し，失語症を認めた．発症時のBrunnstrom recovery stage（Br. stage）はⅠ-Ⅰ-Ⅰ（上肢-手指-下肢）であった．翌日（1病日）に意識障害が進行しJapan coma scale（JCS）は200となり，瞳孔散大し外減圧術が施行された．外減圧術施行後の画像は図2に示す．3病日よりICUでPT・OTによるリハビリテーション（以下，リハ）が開始となった．JCS 3桁で挿管管理がなされており，ADLは全介助レベルでBarthel index（BI）は0点であった．22病日に車椅子乗車開始となり，以降，二次的合併症予防目的に運動療法が開始された．37病日で頭蓋形成術が施行され，38病日よりリハが再開された．リハ再開以降，起居動作や端座位保持練習が行われ，その後，平行棒や手すりを利用した歩行練習が実施されていたが，下肢装具は使用せずにリハが行われていた．

b）転院後：当院

　57病日（頭蓋形成術後20日）にA病院から当院へ転院された．

　当院転院時，起居動作は非麻痺側のベッド柵を使用して中等度介助，移乗動作も中等度介助レベルであった．134病日のMRI画像を図3に示す．初回介入時，JCSは3，Br. StageはⅠ-Ⅰ-Ⅱで，失語のため精査困難だが，感覚検査時の様子や，脳画像所見から麻痺側上下肢には重度の感覚障害があると思われた．非麻痺側下肢筋力はMMTで4レベルであり，麻痺側足関節背屈ROMは0°（膝伸展位），5°（膝屈曲位）と制限を認め，Modified ashworth scale（MAS）は足関節底屈筋群，内反筋群で1+と筋緊張の亢進を認めた．また，体幹・麻痺側上下肢近位部では筋緊張の低下を認めた．麻痺側肩関節には2横指の亜脱臼を認めた．歩行はFunctional ambulation categories（FAC）にて0であった．また，重度ブローカ失語に発語失行を合併していた．発話は非流暢で常同言語を呈しており，偶発的に挨拶語が出る程度で，頷きやジェス

I. 急性期の下肢装具療法事例

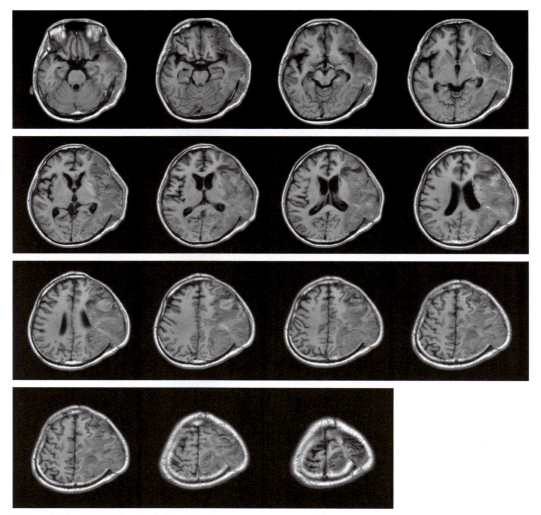

図2 症例の外減圧後MRI画像（21病日，T1 FLAIR画像）

チャーでYes／No反応が得られるが聴覚的理解の低下も認め，信頼性に乏しい場面も見られた．

転院翌日の58病日より備品のGait solution足継手付KAFOを使用し立位，歩行練習を開始した．なお，麻痺側肩関節の亜脱臼には三角巾で対応した．73病日（頭蓋形成術後36日）に当院回復期リハビリテーション病棟（以下：回復期病棟）へ転棟しリハが継続された．回復期病棟入棟時のFIMは45／126（運動／認知：26／19）点であった．

2 予後予測

病巣と運動予後との関係に関して，放線冠（中大脳動脈穿通枝領域）の梗塞は小さい病巣でも運動予後不良な部位とされ，中大脳動脈前方枝を含む梗塞は病巣の大きさと比例して運動予後がおおよそ決まるとされている[1]．脳画像（図1，2）より放線冠レベルで皮質脊髄路，皮質網様体路は損傷されており，上下肢共に重度の麻痺は残存し，予測的姿勢調節機能にも影響

7. 離床の遅れにより廃用が生じた外減圧術後脳梗塞例に対する歩行能力の再獲得を目指した下肢装具を用いた取り組み

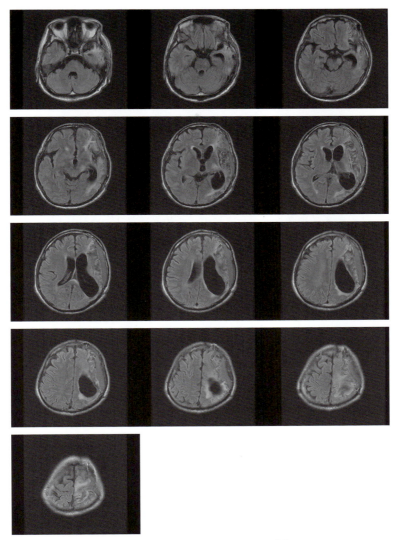

図3 症例のMRI画像（134病日，T2 FLAIR画像）

がみられるものと考えられた．

　本症例は50歳代と若年であり重度の上下肢麻痺が残存していたが，急性期では2度の手術や術後安静度の影響から十分な歩行練習は行われていなかった．脳卒中片麻痺症例において，随意運動に伴う筋力発揮が困難な重度片麻痺においても，KAFOを用いた歩行練習を行うことにより麻痺側下肢の歩行様筋活動が得られることが報告されており[2]，片麻痺症例の歩行能力は麻痺側下肢筋力と高い相関があるとの報告もある[3]．また，運動学習を促進するうえでは，下肢装具などを用いて関節の自由度を制限し，課題難易度を調整することを考慮する必要があるとも言われている[4]．年齢と機能回復を調査した研究も多く，いずれも強い関連が報告されており[5〜7]，入院時のBIが50未満の症例では年齢による影響が大きいとの報告もある[8]．

　本症例は発症時BIが0点であったが，50歳代で発症前ADLが自立していたことから，KAFOを用いて十分に難易度調整をして歩行練習を実践することで臥床期間の影響による廃

51

用性の筋力低下に関してはトレーニングの経過とともに改善が見込まれ，重度の運動麻痺が残存してもリハ介入により ADL が改善し，何らかの手段にて歩行獲得も期待できると判断した．

装具を用いた理学療法介入

1 備品 KAFO と装具処方

a）備品 KAFO

当院で使用している備品の KAFO は膝継手にダイヤルロックを使用し，足関節部には Gait solution 足継手とダブルクレンザック足継手が装備されている．さらに，後方介助での歩行練習を補助するため大腿支持部に介助ベルトが装着されている．起立－着座練習や後方介助での歩行練習時にはダブルクレンザック足継手による角度制限はつけずに底屈制動・背屈遊動として使用した．しかし，備品の KAFO は症例の体型とフィットせずタオルを詰めるなど対応を試みたが，十分に適応させることは難しかった．

b）装具処方

備品の不適合もあり早期に本人用装具を作製することが望ましいと考えられたため，76病日（回復期転棟4日目）に装具カンファレンスを行い Gait solution 足継手付 KAFO を作製することとなった．

処方された装具を図4に示す．金属支柱型 KAFO で足部をプラスチックモールド型とし，膝継手にはリングロックを選択し，足継手には Gait solution 足継手と対側にダブルクレンザック足継手を選択した．なお，本人用 KAFO はネジの着脱により Semi KAFO，短下肢装具（Ankle foot orthosis：AFO）へと移行できるように設定した．下肢装具作製と同時期に，麻痺側肩関節の亜脱臼に対して Omo Neurexa（Ottobock 社）も処方された．83病日（転棟11日目）に装具の仮合わせが行われ，87病日（転棟15日目）に本人用 KAFO が完成となった．

2 装具を使用したトレーニングの実際

a）起立－着座練習

起立場面を観察すると非麻痺側上肢で柵を掴み非麻痺側下肢を優位に使用して起立動作を遂行しており動作の左右非対称性が顕著であった．非麻痺側の過剰努力に伴い，麻痺側足部の動作時筋緊張の亢進を認め，内反尖足を呈してしまい足底はほとんど接地していない状態であった．

症例は非麻痺側にも廃用性の筋力低下を認めており，起立－着座練習は麻痺側への荷重と下肢筋活動の強化を目的として実施した．

起立練習当初は前額面上，矢状面上においてマルアライメントが著明で体幹や骨盤に対して徒手的な介助・介入を必要とした．装具を使用して足部の自由度を制限し，内反尖足を予防し安定性を担保して足底接地を促す必要があったため，KAFO の膝ロックを解除して装着した上で実施した．さらに，難易度調整の一つとして昇降台の高さを変更させながら練習を進めた．また，起立－着座練習に続けて立位練習を実施する際には，KAFO にて膝を伸展位とした．

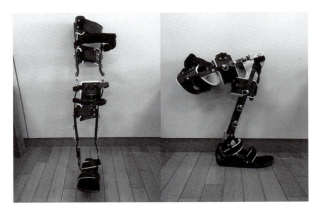

図4 作製した本人用 Gait solution 足継手付 KAFO

b）KAFO を使用した立位・リーチ練習

KAFO を装着し下肢の支持性を補うと両脚支持で静的立位保持が可能となった．しかし，上肢の支持がない状況では非麻痺側へ荷重が偏った立位姿勢となっていた．理学療法士が介助しながら麻痺側へ荷重を促していくと非麻痺側からの抜重が難しく，骨盤のスウェイ（後方・外側への偏移）を認めた．このままでは適切なアライメントで麻痺側下肢へ十分に荷重することが困難であるため，難易度を調整する目的で昇降台を使用し殿部を接触させた高座位での立位練習を実施した．

高座位での立位練習を行うことで骨盤を前傾位に保持し，体幹の伸展活動を促通しつつ，左右非対称性のアライメントを是正し，対称的な動作の獲得を目指した．初めは昇降台に寄りかかった立位姿勢から開始し，骨盤直立位での立位保持ができるようになったところで，重心を前後左右に移動させ，その課題を実施している際にも骨盤を直立位に保持できるかどうかを評価した．

重心を前後左右に移動しても骨盤が直立位で保持できるようになってきたところで，昇降台から殿部を離し，高座位での立位から二足直立位へと課題を変更し難易度を調整した．

立位練習を経て，立位保持の際に非麻痺側への偏移を認めず，麻痺側へ荷重を促しても股関節のスウェイが見られなくなる等の変化を認め，静的立位保持の安定性が改善してきたと思われた時点で輪投げ等を使用した上側方へのリーチ課題を実施し，能動的な課題を通して予測的姿勢調節機能の改善にも何らかの影響を与えることができるのではないかと考えた．

c）KAFO を使用した麻痺側・非麻痺側下肢での片脚立位練習

両下肢で左右対称的な立位支持が可能になったところで片脚立位の練習も実施した．支持性の乏しい麻痺側下肢での片脚立位だけではなく，非麻痺側下肢での片脚立位も積極的に練習を実施した（図5，6）．麻痺側の片脚立位では「片脚立位ができるようになること」を目標とするのではなく，骨盤直立位で麻痺側下肢に積極的に荷重を促していくことを目標として実施した．転倒のリスクを考慮して平行棒や肋木，昇降台を使用した．失語症の影響で複雑な言語指示の理解は困難であったため自分の姿勢を認識してもらうために鏡を使用しながら介入をするなど理解しやすいよう努めた．足元には10 cm 程度の板を置き，下肢を挙上しやすい環境を設定し，動作遂行時に骨盤が前・後傾するような場合は理学療法士が徒手的に介助・誘導し

I．急性期の下肢装具療法事例

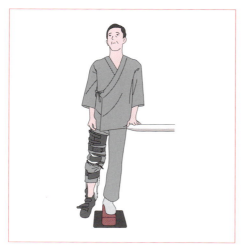

図5　非麻痺側での片脚立位（上肢支持あり）

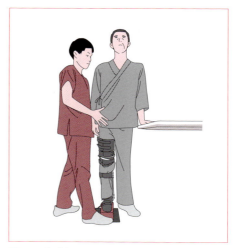

図6　麻痺側での片脚立位（上肢支持あり）

ながら骨盤中間位での保持をアシストした（図6）．

d）KAFOを使用した麻痺側立脚期のステップ練習

　介入初期，麻痺側立脚期には骨盤のスウェイを認めており，後方介助歩行あるいは手すりを使用して介助歩行を行っても麻痺側立脚中期に重心位置が頂点に達せず，位置エネルギーを高めることが難しかった．連続歩行は課題難易度が高すぎると判断し，歩行トレーニングの前にステップ練習を実施した．平行棒や手すりを使用するとステップを行う際，手で引っ張り，不足する前方への推進力を補おうとしてしまうことが多いため，可能な限り引っ張ることができない環境を作るように工夫した．

　一般に立脚中期に重心位置は頂点に達し位置エネルギーが最大となると言われており，重心位置を頂点にもってくるためには初期接地時にいかに運動エネルギーを生成するかが重要となる．初期接地時に股関節が外旋すると，Center of pressure（COP）が滑らかに前方移動せずに足底外側へ逸れてしまい，ロッカー機能の連鎖が破綻してしまう[9]ため，初期接地時に股関節を内外旋中間位に保つことができるよう介助した．また，初期接地から立脚中期にかけて骨盤が前方へしっかりと推進できるよう，必要に応じて前方への推進力を徒手的介助で補いながら立脚中期に重心位置が頂点に達し，位置エネルギーが最大となるよう反復して練習を行った．ステップ練習の最終肢位（立脚後期）では股関節伸展位，かつ，足関節背屈位となるように誘導した．

　前方への推進力を自分で生成することができるようになり立脚期における骨盤のスウェイに改善がみられ，立脚中期で支持脚となる麻痺側下肢とその上の骨盤が直立に位置することが多くなった時点で無杖での2動作前型の後方介助歩行練習へと移行した．

e）KAFOを使用した後方介助歩行練習

後方介助歩行のポイントと実際

　無杖での2動作前型歩行（交互型歩行）は杖などを用いた3動作揃え型歩行と比べ，KAFOを必要とする重度片麻痺症例の麻痺側下肢の筋活動が増大することが報告されており[10]，交互型歩行を行うことで歩行リズムの形成とそれに伴う筋活動の惹起が期待される．当院には当

時，足関節角度やモーメント，筋活動を計測し歩行を可視化できるツールは導入されていなかった．そこで，介助歩行場面を動画に撮影してもらい確認する，他理学療法士に観察してもらいフィードバックをもらう等といった手段を選択し，意見交換を行いながら対応していた．動画の撮影は後から振り返りが可能であるため，本人，ご家族と一緒に動画を確認し歩行状況や練習の意図，リハの進捗状況を共有する手段としても非常に有益であった．

前述した立位練習やリーチ練習，ステップ練習を通して骨盤直立位での荷重が可能となり，麻痺側へ荷重を促した際，骨盤のスウェイは改善がみられていたが歩行練習初期には耐久性も乏しく，まれに麻痺側立脚期に骨盤のスウェイを認めることがあった．そこで，麻痺側立脚期での股関節周囲の安定性を保障するために麻痺側後方・外側から密着して介助するように工夫し，その際，一方の手で介助ベルトを把持して振り出しを介助し，他方の手は症例の胸骨部に当てて体幹の伸展を補助しながら歩行練習を進めた．後方からの介助は理学療法士自身の歩行中の前方推進力をそのまま伝達して活用することができる[9]．

初期接地（Initial contact：IC）には Heel rocker function を上手く利用するために介助ベルトで股関節中間位となるように修正を図り，踵接地を意識して介助した．IC の位置が適切であるかどうかを確認するために麻痺側下肢を介助者が覗き込もうとすると，介助者自身と被介助者の同側骨盤を後方に引いて回旋を引き起こしてしまい，結果，外旋歩行を呈してしまう[11]ため，介助歩行の際には鏡を置いて振り出し状況を確認しながら実施し，荷重応答期（Loading response：LR）には後外側からしっかりと介助者の身体を密着させて骨盤帯が後方に残らず前方へ推進するように介助した．また，立脚中期（Mid stance：MSt）には後外側からの密着を継続させ，前方への推進力を損なわないように注意した．併せて，直立した骨盤の上で体幹を起こした状態で定位できるように胸骨部に当てた手で体幹の伸展活動を介助し，立脚終期（Terminal stance：TSt）には介助している麻痺側股関節が外旋位になると，足関節の背屈運動に影響を及ぼしてしまうため股関節中間位での保持を継続して意識しながら介助した．さらに，前遊脚期（Pre-swing：PSw）では足部クリアランスの低下を代償しようとしてKAFO を外転させた分回し様の歩行になりやすいため，股関節内外旋中間位での振り出しを意識し，IC で再び股関節内外旋中間位で踵接地を促せるよう介助した．これらに注意し，徐々にダイナミックな介助歩行へと進めた．

退院時の歩行状況

本人用 KAFO 完成後，回復期病棟でも積極的に装具を用いた立位，歩行練習を進め，手すりを使用した介助歩行練習や四点杖での歩行練習を実施した．KAFO から Semi KAFO，AFO へと段階的にカットダウンしながら歩行練習を進めた．その後，ADL 練習，外出・外泊しての生活トレーニングなどを繰り返し，回復期病棟入棟後179日（発症から252病日，頭蓋形成術後215日）に自宅退院となった．退院時の Br. Stage はⅡ－Ⅰ－Ⅱ，重度の麻痺側上下肢の感覚障害は残存しており，麻痺側の足関節背屈 ROM は－5〜0°（膝伸展位），0°（膝屈曲位）であった．非麻痺側下肢筋力は MMT5レベルとなり改善を認めた．T 字杖を用いて見守り〜軽介助で歩行（FAC2）となり，階段昇降は手すりを使用して自立（2足1段），杖では見守り〜軽介助（2足1

段）レベルにとどまった．退院時 FIM は65／126（運動／認知：45／20）点であった．症例は自宅退院後，訪問リハとデイサービスを利用しながら現在も自宅で生活を送っている．

おわりに

　症例は A 病院入院時には安静度制限により活動量が確保できず，離床を進めていくにあたり難渋した．当院転院時にも重度の運動麻痺や麻痺側上下肢の感覚障害は残存しており，加えて高次脳機能障害も認めていた．

　転院後より，KAFO を用い下肢の支持性を保障し，高座位での立位練習や能動的なリーチ練習を通して左右対称な立位動作の獲得を目指しながら積極的に荷重経験を積み，体幹筋の伸展活動促通や予測的姿勢調節機能の改善に向け取り組んだ．歩行リズムの形成と筋活動の惹起も期待し，歩容にも留意しながら後方介助での交互型歩行練習を進めた．

　発症から2か月が経過しており ADL の介助量も多く，廃用の進行により筋力低下も認めていた症例であったが，脳画像や年齢，発症前の ADL 状況等を加味した予後予測から重度の運動麻痺は残存すると考えられたが，KAFO を用いた交互型歩行練習を行うことにより麻痺側下肢の歩行様筋活動が得られることを期待し，KAFO を作製して歩行練習を実施した．十分に難易度調整をして歩行練習を実践し，廃用から脱却し，見守りレベルでの歩行を獲得し自宅退院に至った．

　今回のように重度片麻痺を呈し廃用を伴う症例においても予後予測や転帰先等を総合的に判断しながら装具処方の適応も含め検討し，適応と判断される症例に可及的早期から積極的に KAFO を使用して立位・歩行に特化した練習に取り組むことは有益であろう．

文献

1) 前田真治：我々が用いている脳卒中の予後予測 IV．臨床リハ10：320-325，2001
2) 阿部浩明ほか：急性期から行う脳卒中重度片麻痺例に対するトレーニング．理療の歩み27：17-27，2016
3) Bohannon RW：Muscle strength and muscle training after stroke. J Rehabil Med 39：14-20, 2007
4) 才藤栄一ほか：運動学習からみた装具－麻痺疾患の歩行練習において．総合リハ38：545-550，2010
5) 吉松竜貴ほか：回復期脳卒中患者の歩行自立予測—信号検出分析による臨床応用を目指した検討—．理療科33：145-150，2018
6) 藤野雄次ほか：脳卒中急性期での歩行の予後に関与する因子の検討．理療科27：421-425，2012
7) 二木　立：脳卒中患者の障害の構造の研究．総合リハ11：465-476，1983
8) 近藤克則ほか：脳卒中リハビリテーション患者の Barthel Index の経時的変化．臨床リハ4：986-989，1995
9) 増田知子：下肢装具のバイオメカニクス．極める！脳卒中リハビリテーション必須スキル，吉尾雅春編，gene，愛知，55-60，2016
10) 大鹿糠徹ほか：脳卒中重度片麻痺例に対する長下肢装具を使用した二動作背屈遊動前型無杖歩行練習と三動作背屈制限揃え型杖歩行練習が下肢筋活動に及ぼす影響．東北理療29：20-27，2017
11) 吉尾雅春：装具療法．脳卒中理学療法の理論と実際，原寛美ほか編，メジカルビュー社，東京，348-358，2013

（江川　廉）

II

回復期から
在宅復帰に向けた
取り組み事例

8 概 論

回復期の理学療法において
どのように装具療法を進めるか

SUMMARY

■ 2000年に診療報酬上で制度化された回復期リハビリテーション病棟は，障害が重度な症例を早期に受け入れ，ADL を向上させ，より早期の社会参加につなげることが求められている．回復期リハビリテーション病棟は，365日稼働の使命より，理学療法の質を保証できる理学療法士間のチームをどう有機的に機能させるかが重要である．装具に関しても，理学療法士の考え方の相違によって影響を受けることなく，標準化された仕組みが必要である．

■ 機能分化が進み，脳卒中患者は1医療機関のみで対応する時代から，地域全体で支える時代に変わりつつある．地域連携や協働は今後ますます活発になっていくことであろう．私たち理学療法士は，入院中から，退院後に起こり得る問題を想定し，患者・家族指導や，退院後の支援体制も含めて考えなければならない．特に装具に関しては，退院後も装具を使用されている方も多く，生活期の装具に関する様々なトラブルに関しても真剣に考えなければならない．

■ 我々の治療効果は，医療機関の退院時がゴールではない．退院時は，障害を抱えながら生活していくことのスタートである．在宅を含めて地域に戻られた後も継続的に豊かに生活できているかが重要であり，退院後のアウトカムを確認することが当たり前の時代がくるであろう．そのためにも，自分の手から離れた後も，症例の装具に関する情報が伝達され，修理や再作製に困ることのないよう地域全体で情報共有を含めた支援体制を構築することが重要であろう．

回復期と装具

1 回復期リハ病棟の特性

　医療・介護において機能分化（急性期，回復期，生活期）という言葉をよく聞くが，リハビリテーション（以下，リハ）の分野では医療，介護全体の中でも先駆けて，急性期，回復期，生活期の役割分担がなされている．2000年に回復期リハ病棟が診療報酬上で制度化され，同年介護保険制度も始まった．当初目標としていた6万床も超え，そこで働く理学療法士も飛躍的に増加した．

　回復期リハ病棟には様々な規定があり，とりわけ2008年から入院規定の中に重症患者の割合が設けられた．以降，2年ごとの診療報酬改定のたびに，重症度規定が引き上げられている．一方，急性期医療機関においても，国の施策により在院日数が短縮傾向にある．急性期医療機関の在院日数が短縮傾向になるということは，回復期リハ病棟のベッド稼働率が上昇する．つまり回復期でも在院日数短縮が求められているということである．すでに2016年度の診療報

8. 回復期の理学療法においてどのように装具療法を進めるか

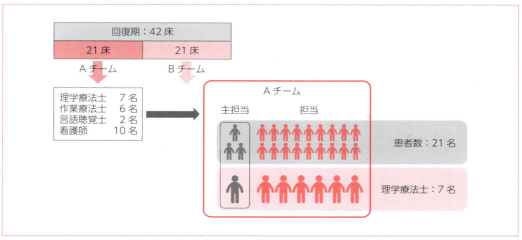

図1　チーム制の図

酬改定ではFIMアウトカム指標が導入され，FIMを向上させるのみでなく，在院日数短縮が求められた．回復期リハ病棟では，障害が重度な症例を早期に受け入れ，ADL能力を向上させ，より早期に社会参加につなげることが求められている．

2　回復期を支えるチーム力

　診療報酬の変化や，地域医療・介護などの社会保障の変化も，我々理学療法士の働き方に少なからず影響を及ぼしている．特に，病院機能分化や地域医療構想の影響は，地域内における自院や自施設の役割が明確化し，その影響で理学療法士の仕事環境も大きく変化した．回復期リハ病棟は土曜日，日曜日，祝日出勤などの365日勤務体制は当たり前と化し，1人の理学療法士が症例を診るのではなくチーム全体で診るチーム力が大きな鍵となっている．医師，看護師，理学療法士，作業療法士，言語聴覚士，医療ソーシャルワーカーなどのチームのみでなく，365日同じ理学療法の質を保証できる理学療法士間のチームをどう有機的に機能させるかが重要である．理学療法士として装具を使用する場合においても，チームとして装具に関する知識や技術を標準化することが必要である．

　回復期リハ病棟に勤務する理学療法士の1人当たりの担当症例は，当院においては約3人程度であり，年間に担当する症例数は20人に満たない．回復期リハ病棟は，365日運営をする使命により，多くの人的資源が必要であり，全国の回復期リハ病棟で働く理学療法士も同様な現象が起こっている．そのため，理学療法士としての経験値を補うためにも，チーム制を導入し，常にそのチーム内の理学療法士同士で症例情報のみならず，治療における経験値も共有するように努めることが重要である．

3　当院の回復期リハ病棟におけるチーム制の紹介

　当院の回復期リハ病棟は42床で運用しており，約14人の理学療法士が在籍している．チーム制の運用はAチーム21名，Bチーム21名の2チームに分け，それぞれ約7名の理学療法士が配置されており，症例21名を7人の理学療法士で日々診ていることになる（図1）．

Ⅱ. 回復期から在宅復帰に向けた取り組み事例

回復期リハ病棟では，チーム内の症例を診る意識や仕組みが重要であり，臨床の経験値を上げることも視野に入れて，チーム内の症例情報を共有する仕組みを構築することが重要である．当院では，毎朝行うチームミーティングや患者申し送りを標準化することで症例情報の共有化を図っている．

院内の仕組みづくり

1 装具チームによる標準化

当院の2016年度の装具作製件数は98件であり，理学療法士1人当たりに換算すると1.4件となる．年間1.4件の経験で装具に関しての十分な知識・技術が養われるとは考え難い．装具作製の目的や，種類の選定，運動療法への適合などを考える機会が圧倒的に少ない現状がある．そのため，装具に関わる様々な経験を共有することを目的に，臨床グループとして装具班を発足し運用している．現在，装具班には6名の理学療法士が在籍しており，当院の装具に関するあらゆることの標準化やマネジメントを行っている．装具班の職務内容としては，①装具回診に関すること②装具検討会に関すること③義肢装具製作会社との定例会議に関すること④装具に関する実績管理などである．日々の臨床業務で装具に関するあらゆる機会を経験して，臨床的な経験値を養ってもらうことが目的である．装具検討会には必ず，装具班のメンバーが立ち会うので，装具班のメンバーは臨床的経験を増やすことができる．年間100例近い装具作製に関する情報を共有できれば臨床的経験はかなり大きなものになるであろう．装具検討会では司会進行も行うので，進行役として多職種の意見を上手く引き出しながら進める能力向上にも役立っている．

KAFO を含めた装具の有用性については，脳卒中ガイドライン2015[1]，理学療法診療ガイドライン[2] においても示されているが，装具を積極的に使用する理学療法士は決して多くはなく，施設内においても，装具の使用は，理学療法士の知識や考え方にかなり左右されている現状がある．装具が症例にとって有益なツールである以上，個々の理学療法士の知識や考え方に左右されることがあってはならない．また，装具が有益な道具であっても，早期からの作製や使用に関しては，理学療法士の個人的判断や力量では限界があり，それゆえ個人差が生じるため，施設内で標準化した組織的な仕組みを設ける必要がある．装具回診や装具検討会もその仕組みの一つであり以下に紹介したい．

2 装具回診

入院早期より，装具作製の可否が判断できず，装具作製が遅くなり，中には退院間際に行われていたりすることはないだろうか．装具に関わる経験が少ない理学療法士は特にそのような傾向があるだろう．その理由として①装具作製に関する知識不足②使用方法に関する知識不足③院内備品の過活用などがあげられる．装具回診は（**図2**）[3]，入院早期より装具必要の可否を判断し，装具検討会へ誘導することを目的に実施している．当院では入院から1週間が経過した脳卒中症例を対象に週1回行っている．回診者は医師（リハビリテーション専門医），理学

8. 回復期の理学療法においてどのように装具療法を進めるか

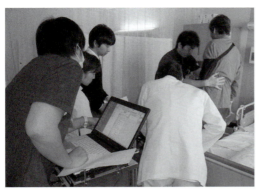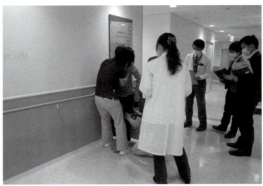

図2 装具回診
（文献3より引用）

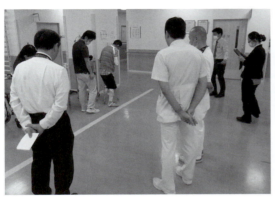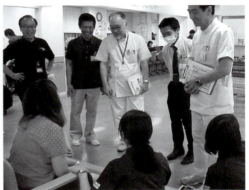

図3 装具検討会
（左写真：文献3より引用）

図4 装具作製までの日数
（文献4より引用）

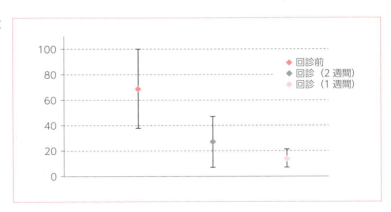

療法士，義肢装具士である．義肢装具士にとっては入院早期より身体状況の変化を把握できる機会となり，医師や理学療法士と情報共有できるため，院内の回診に同行する意義は大きい．

　回診では発症からの期間，麻痺を含めた下肢・体幹機能，理学療法の進捗状況などを確認し，装具作製を検討するべきであると判断された症例を装具検討会（**図3**）[3]へ導いている．装具回診の実施により，入院から装具検討会および装具作製までの日数が短縮し，早期より患者自身の体にあった装具を使用して歩行練習を行うことが可能となった（**図4**）[4]．装具回診の効果

61

II. 回復期から在宅復帰に向けた取り組み事例

表1　装具回診の効果

① 入院早期より装具作製の必要性の有無を確認することができる
② 入院早期より装具を積極的に理学療法に取り入れることができる
③ 個人的な判断で装具作製がなされたり，装具検討会を行わないかを決めてしまうことがなくなる
④ 他者（他専門職）の意見を参考とし，より積極的に装具を用いた理学療法を実践するきっかけとなる
⑤ 退院間際に慌てて装具を作製することがなくなる

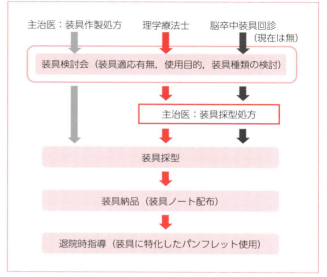

図5　当院における装具作製までの流れ

は表1を参照されたい．院内備品はあくまで評価用であり，筋活動，衛生的な観点からも過活用すべきではない[3,4]との報告もあり，早期より必要な症例には本人用の装具を作製するべきであり，それが可能なシステムを構築すべきである．

当院では装具回診を開始してから，劇的に装具作製までの日数が短縮した．入院早期より装具が必要な症例には検討会を開催し装具を作製する仕組みが整理された．最近では，入院した症例の多くは，担当者から自発的に早期に装具検討会へ申請があるため，装具回診を行う必要がなくなってきた．

3　装具検討会

装具検討会は，主治医から装具作製の処方があった場合や，理学療法士が適応があると判断した全ての症例に対し実施している．つまり，当院では装具作製する時は必ず，装具検討会を経て作製をしている（図5）．装具検討会では，装具適応の有無，作製の目的，装具の種類などを確認する．参加者は，本人，主治医，リハビリテーション専門医，理学療法士，装具担当理学療法士，義肢装具士，医療ソーシャルワーカー（必要に応じて）である．1症例30分程度で実施している．

装具検討会の流れは①装具検討会までに，担当理学療法士は装具検討会申請書（図6）に必要事項を記入する②装具検討会当日，装具担当理学療法士は装具検討会申請書を基に，装具検討会参加者と情報共有を行う③装具検討会では，全身状態の確認後，裸足での立位・歩行や，装具装着下での立位・歩行の観察を行う④装具検討会の内容は要約され診療録に添付される．

装具班は，定期的に装具検討会での内容を，医師，義肢装具士を交えて振り返るための会議を行っている．

装具検討会申請書

患者氏名		生年月日		
住所		電話番号		
主病名		障害名	病棟	
発症日	年 月 日	入院日	年 月 日	
入院相談日	年 月 日	装具回診日	年 月 日	
主治医		職種	氏名	
検討会日	年 月 日			
紹介元病院		紹介元での装具使用有無	使用していた装具	
現病歴				
現状（歩行に関して）				
運動機能	下肢stage（BRS）	関節可動域	膝関節伸展 左: 右: 足関節背屈（膝伸展位） 左: 右: 足関節背屈（膝屈曲位） 左: 右:	
装具使用目的	詳細：			
検討内容				

図6 装具検討会 用紙

4 義肢装具士との連携および協働

義肢装具士を職員として雇用している施設は極めて少なく，どの施設も定期的に近隣の義肢装具製作所から義肢装具士が来院し，装具採型などを実施しているのが現状である．院内職員ではないため，外部の業者として扱われ，義肢装具士としての意見を求められることもない施設も多い．義肢装具士は我々理学療法士にはない視点を持っており，装具検討会や，院内の装具に関連する会議にも出席してもらうなど，意見交換ができる環境づくりが施設側に求められる．また，義肢装具士は，必要に応じ専門職として施設側に対して積極的に意見を申し出ていくべきである．

定期的に義肢装具士と意見交換ができる会議などを行いお互いの考え方を確認することで院内でのスムーズな装具製作につながるだろう．院内の仕組みづくりにも大きく貢献していただけることもあるだろう．特に複数の義肢装具製作会社が関わっている施設にとっては，意見交換を含めた会議等で，一定のルールを設け，製作会社間の差が生じない様にするよう取り組むことが重要であろう．

回復期から生活期への連携

1 回復期から在宅での生活を見越した対応

医療機関を退院する時がゴールではなく，在宅も含めて地域に戻られた後も継続的に豊かに

II. 回復期から在宅復帰に向けた取り組み事例

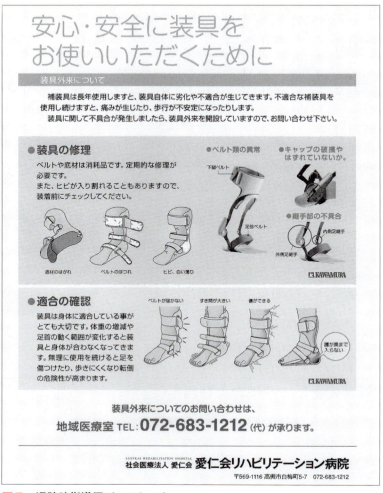

図7　退院時指導用パンフレット

生活できていることが真のゴールとなるだろう．本来，在宅生活にて装着する装具は，経過とともに変化する下肢状態に合わせて，装具の適応を再検討すべきであるが，退院後のフォローアップ体制が確立している地域は少ない．生活期の装具に諸問題を抱えたまま在宅生活をされている症例も少なくない．退院時には，そのことをふまえて指導をしなければならない．指導項目としては①装具適合性に関する事項②修理に関する事項③装具破損時の窓口での手続きについての事項などがあげられる．特に装具破損時にどこに連絡してよいかわからない症例は少なくないため，連絡窓口を明確にすることが大切である．上記内容を本人，家族に口頭で伝えるのみでなく，退院後も確認できるようにポイントをまとめたパンフレット等を作成しておくことが望ましい（図7）．退院時に介護保険を利用する症例も多いことから，ケアマネジャーへの指導も重要である．

　退院後も問題なく装具が使用できているのか？　退院時指導内容が反映されているのか？を確認することは重要であるが，退院後に訪問する機会を作り，生活状況を確認することは容

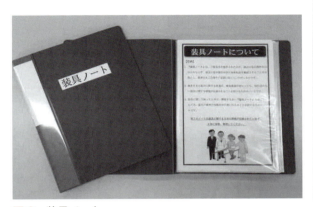
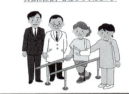

図8　装具ノート

易ではない．そのためにも，ケアマネジャーや訪問理学療法士等，生活期のスタッフと常日頃から連携を密にすることが重要である．当院ではフォローアップとしてケアマネジャーや訪問理学療法士からの情報提供や，義肢装具士による退院後1か月訪問などを実施し，退院後に起こる問題の早期発見・早期対応に努めている．

　また，生活期の装具は，障害者総合支援法に基づいて支給される更生用装具として作製されることが多く，申請手順や，市町村の身体障害者更生相談所に関する情報も把握しておくことが望ましい．

　理学療法士が増加し，急性期や回復期の病院で働く理学療法士のみならず，介護老人保健施設や訪問リハビリテーションなどの生活期の理学療法を担う理学療法士も増えつつあり，今後ますます理学療法士間の連携が求められる．理学療法士のみでなく，多職種を交えた病病連携，病診連携，医療介護連携など様々な連携が重要になってくる．

　回復期から生活期へ移行する時は，症例情報を要約し生活期に関わる専門職に診療情報を提供しなければならない．診療情報の提供は，継続的な医療の確保，適切な医療・介護を受けられる機会の増大，医療・社会資源の有効利用を図るためにも重要である．特に装具に関する情報は，経過とともに希薄になりやすいため，装具作製目的や作製年月日，作製業者などを整理し情報提供することが望ましい．その一つとして「装具ノート」も有用である（図8）．

2　在宅での装具利用者の現状

　退院後に，痙縮が増大したり，低栄養などによって体型が変化し疼痛が出現することも報告されている[5]．退院後，装具修理や再採型が必要であっても，装具使用者がどこに相談してよいのかがわからず，放置されている例も少なくない．在宅生活における装具は，経過とともに身体状況が変化することに伴い再検討されるべきであり，退院後も一貫した流れでフォローア

表2　装具ノートの目的

① 下肢装具を作製された方の過去の装具作製年月日のみならず，過去の装具作製内容や身体状況を確認できる
② 療養環境が変わっても，装具に関する経過と情報が切れ目なく伝達されることを助ける
③ 装具の修理や再作製が必要なとき，関係者へ装具に関する情報が容易に伝わり円滑に進むことを助ける

ップできる体制が必要であると考える．地域ごとの在宅生活者の装具修理や再採型が効率よくできる仕組みができているとは言い難く今後の課題である．

3　装具ノートによる情報共有

　装具ノートは，過去の作製年月日のみならず，作製内容などの情報を，本人，家族，医師，理学療法士，義肢装具士など関わる全ての人が継続的に確認できる情報共有ツールである．このノートは，2017年5月現在，34医療機関，5義肢装具作製会社の協力を得て活用されている．2013年より開始し累計2,000冊以上の装具ノートを配布しており，地域連携の一端を担っている．装具ノートの目的は**表2**を参照されたい．

　装具ノートは，装具作製・修理履歴が整理された様式1（**図9**）と，装具作製目的や使用状況などが整理された様式2（**図10**）で構成され，装具納品と同時に装具ノートを配布している．退院時指導の一環として，装具に関する指導内容をまとめたパンフレットも同封している．装具納品後の修理時や再作製時には，その都度装具ノートにその内容を追記している．装具に関する情報は，経過とともに希薄になりやすく，特に医療機関や製作業者が変わると，過去の情報が得られない中，装具の再作製や修理を検討しなければならない現状がある．装具ノートで装具に関する情報共有ができれば，「地域内での」在宅支援としても有用である．本人，家族が装具に関する情報を整理し保管していることで，再作製時や修理などが必要な時に，円滑に対応できることが期待できる．地域の中で，本人，家族，医師，理学療法士，義肢装具士など専門職種が装具に関する情報を共有できることがフォローアップとして重要な事項であり，装具ノートの役割は大きい．特に小児においては，成長とともに装具を修理および再作製する頻度が多く，履歴が整理された装具ノートの役割は大きい．

　在宅生活を継続する中で，必ずしも理学療法士や義肢装具士の関りがあるわけではないため，本人，家族が自身の装具に関する情報を整理し，いつでも利用できるツールとして装具ノートは有用である．

4　装具ノートの課題

　2013年7月から運用を開始した装具ノートは近隣の医療機関や装具作製会社の理解協力が得られ，配布件数も年々増加している（**図11**）．装具新規作製時の装具ノート配布のみでなく，修理や再作製時にも使用され，さらに他業者間でも利用されており，今後も増加するものと思われる．当院を退院された症例で，退院後のフォローアップで始めた装具外来時にも装具ノートを持参する症例もみられるようになり，我々，専門職のみでなく，本人や家族を含めて，経過を確認できるツールとして有用である．

8. 回復期の理学療法においてどのように装具療法を進めるか

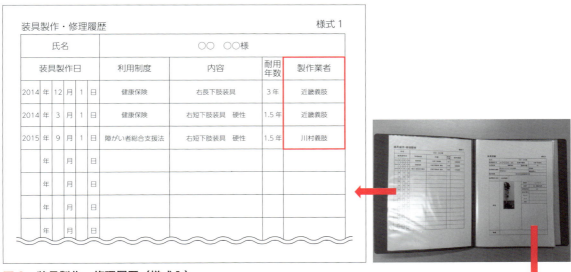

図9 装具製作・修理履歴（様式1）

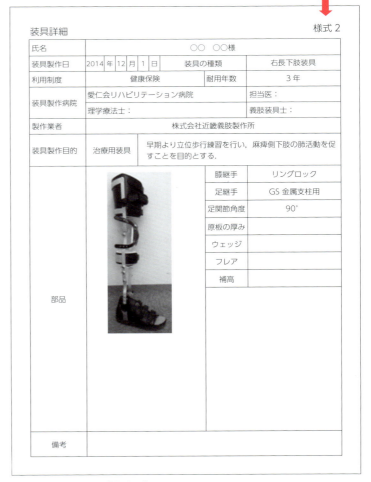

図10 装具詳細（様式2）

67

Ⅱ. 回復期から在宅復帰に向けた取り組み事例

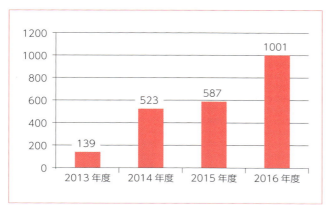

図11　装具ノート配布件数（経年別）

　地域内の理学療法士や，義肢装具士において装具ノートの存在は徐々に浸透してきたが，ケアマネジャーやかかりつけ医への啓蒙が今後の課題である．さらに，各市町村の障害福祉課との連携も重要であり，今後意見交換などを通じ，生活期の装具に関わる諸問題の解決に努めたい．多くの理学療法士，義肢装具士は，地域連携についての卒前教育がなされていないため，装具ノートは地域連携を教育するためのツールとしても有用であり，地域内に装具ノートが定着化するような更なる啓蒙を職種を問わず実践していきたい．

　他の地域でも，地域連携の手段として装具手帳等を用いる取り組みが報告されている[6〜8]．しかし，いずれも単施設のみでの運用が多く，地域内の施設や多くの義肢装具作製会社を巻き込むことが課題とされている．装具作製後のフォローアップに関して，病院や業者が独自に調査している報告を散見するが，装具ノートは多施設での運用であるので，今後，多施設で横断的な傾向を調査する目的としても利用できる．

5　地域連携の在り方

　情報は，急性期，回復期，生活期と一方向性に伝達されるのではなく，回復期から急性期へ，生活期から急性期・回復期への双方向性に伝達されるべきである．真の連携とは双方向性であり，医療と介護の連携においても，医療から介護への一方通行ではなく，介護から医療への連携も重要である．病期を越えたシームレスな連携のためには，理学療法士個人の努力のみでなく，組織，あるいは地域全体で問題解決に努めなければならない．

　脳卒中症例で，入院中に装具を作製された方の多くは，退院後も装具を使用されており，生活を維持するのに必要なツールになっている方も多い．だからこそ，入院中から，退院後に起こり得る問題を想定し，患者・家族指導や，退院後の支援体制も含めて考えなければならない．地域の関連機関や関連職種を巻き込んだ今まで以上の連携が求められるだろう．

　地域連携とは，患者・利用者中心に治療が継続して提供されることを目指して行われる医療機関・介護保険施設間の人的交流を含む総合的な情報交換である．連携に関わる人は必要な時に適切なサービスが受けられるように，地域全体の包括的ネットワーク構築にも取り組む必要がある．理学療法士として，患者・利用者の円滑な在宅復帰・生活を目指すのみでなく，地域全体のネットワークづくりにも寄与しなければならない．

　近年，義肢装具に関する地域連携の問題や取り組みも徐々に目にするようになってきており，

今後も各地域での問題や取り組みを共有することも重要であろう.

地域包括ケアが謳われる中，医療も介護も地域の中での連携が重要視されている．義肢装具に関しても同様であり，1事業所のみで完結するのではなく，他業者や多職種との連携は今まで以上に求められている．医師，看護師，理学療法士等においてはサマリーなどの情報提供を行っているのが一般化しているが，義肢装具に関する情報は皆無に等しい．義肢装具に携わる義肢装具士間の連携も希薄であり，今後は各地域での地域連携を模索する必要性があるであろう.

脳卒中症例は，1医療機関のみで対応する時代から，地域全体で支える時代に変わりつつある．医療・介護に効率性を求める反面，機能分化は避けては通れない．我々の治療効果は，医療機関の退院時がゴールではない．退院時は，障害を抱えながら生活していくことのスタートである．在宅を含めて地域に戻られた後も継続的に豊かに生活できているかが問題であり，退院後のアウトカムを確認することが当たり前の時代がくるであろう．そのためにも，自分の手から離れた後も，症例の装具に関する情報が伝達され，修理や再作製に困ることのないよう地域全体で情報共有を含めた支援体制の在り方が重要であろう.

医療と介護の連携のみでなく，医療，介護，障害福祉の連携を真剣に考える時期に直面しており，装具分野に関しても，今以上に議論され，各地域の問題解決にあたっていただきたい.

文献

1) 園田 茂ほか：1-4 急性期リハビリテーション．脳卒中治療ガイドライン2015，日本脳卒中学会 脳卒中ガイドライン委員会編，協和企画，東京，277-278，2015

2) 日本理学療法士学会：理学療法診療ガイドライン第1版．日本理学療法士協会，2011，http://jspt.japanpt.or.jp/guideline/1st/ （2018年4月26日閲覧）

3) 大垣昌之：装具療法の連携（回復期から生活期へ）．脳卒中片麻痺患者に対する歩行リハビリテーション．阿部浩明ほか編，メジカルビュー社，東京，172-183，2016

4) 大垣昌之：脳卒中患者に対する歩行機能再建と理学療法技術の検証．理学療法 MOOK17 理学療法技術の再検証，福井 勉ほか編，三輪書店，東京，43-57，2015

5) 佐藤新介ほか：回復期リハ病棟から下肢装具使用患者を生活期につなぐための配慮点．地域リハ 11：316-319，2016

6) 佐伯茂行ほか：脳卒中患者の装具アフターフォローへの取り組みについて―装具手帳を導入して―．第29回日本義肢装具学会学術大会講演集，29：301，2013

7) 遠藤正英：下肢装具に対するフォローアップの取り組み～装具手帳を運用して～．第31回日本義肢装具学会学術大会講演集，31：223，2015

8) 内藤麻生：在宅を支える福祉用具　訪問リハビリテーションの立場から，日義肢装具会誌33：95-98，2017

（大垣　昌之）

9 実 践

長下肢装具からのカットダウン後に歩容異常が出現した左内頸動脈閉塞による右片麻痺例の歩容および歩行能力改善に向けた取り組み

SUMMARY

- 左内頸動脈閉塞により重度右片麻痺と失語症を呈した症例を担当した．本症例に対して油圧式（Gait solution：GS）足継手付長下肢装具（Knee ankle foot orthosis：KAFO）を作製し，発症後早期より重度片麻痺者の歩行時の下肢筋活動を誘発する上で有効とされる二動作前型歩行練習を積極的に実践した．

- 30病日目に当院回復期病棟へ転棟し，担当者が変更となった．その後も GS-KAFO を用いた前型歩行練習は継続されたが，在院日数や病棟内 ADL の早期向上を目的に，100病日目でカットダウンがなされた．しかし，カットダウン後の立脚相にて膝関節が屈曲する歩容となり，やがて立脚初期に膝関節が急激に伸展する歩容へと変化していった．その後もカットダウンされた油圧式足継手付短下肢装具（Gait solution-ankle foot orthosis：GS-AFO）で約10日間歩行練習が実施されたが，歩容の改善には至らなかった．

- 110病日目より，再度，著者が同症例を担当する機会を得た．歩行中の股関節・足関節の位置関係（アライメント）の再学習を図り，さらなる機能向上を図る必要があると考え，GS-AFO に加えて軟性膝装具（Knee brace：KB）を装着し，再び膝関節を固定した状態での歩行練習を実施した．

- GS-AFO と KB を装着して歩行練習を約1週間継続した結果，立脚期におけるロッカー機能が獲得され，歩容は倒立振子を形成するものへと変化した．これに伴い，歩行速度・重複歩距離ともに大幅な改善が認められ，ADL は T 字杖と Gait solution design 装着にて屋内外とも歩行自立に至った．

症例提示

　50歳代　男性．右上下肢脱力が出現し当院へ救急搬送され，左内頸動脈閉塞による脳梗塞の診断で入院となった．発症時の脳画像所見を図1に示す．左前大脳動脈，中大脳動脈の穿通枝領域の一部に梗塞巣がみられ，病巣は尾状核，島，内包，被核，放線冠に及んだ．入院前 ADL は自立しており，職業は会社員であった．

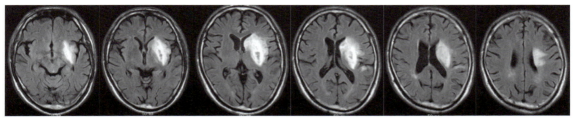

図1　脳画像（1病日）

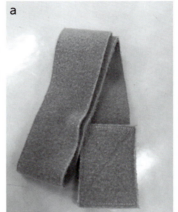
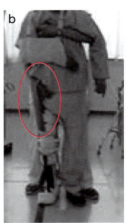

図2　下肢介助ベルトと実際に歩行練習で使用した様子

a 実際に介助に用いたベルトであり，装着するとbのようになる．手掌面をフリーとし，TSt-PSwにかけて鼠径部から大腰筋へテンションをかける刺激を加えながら筋収縮を誘発して歩行練習を実施した．

装具を用いた理学療法介入

1　急性期における理学療法評価

1病日目より理学療法介入を開始し，その際の Japan coma scale（JCS）は2，Brunnstrom recovery stage（Br. stage）はⅠ-Ⅰ-Ⅰ（上肢-手指-下肢），感覚障害は表在・深部共に鈍麻（精査困難のため動作観察より推定），高次脳機能障害としては，全失語を呈していた．保存的加療が施され，主治医の指示により第3病日より歩行練習を開始した．

2　急性期におけるKAFOを用いた歩行練習

脳画像所見より，本症例は錐体路の障害が明らかであり，運動機能の回復に時間を要すると思われた．本症例は弛緩性麻痺により麻痺側膝関節と足関節の安定が図れない状態であること，著明な関節可動域制限がないことをふまえ，早期に GS-KAFO を作成し，重度片麻痺者の歩行時の下肢筋活動を誘発する上で有効とされる[1,2] 二動作前型歩行練習を実践した．

二動作前型歩行練習の最大の目的は，麻痺側下肢の筋活動の賦活である．立位での重心移動練習や三動作揃え型歩行練習と比較し，二動作前型歩行練習時の麻痺側下肢筋活動量が多いことが報告されている[1,2]．これらの報告をもとに，二動作前型歩行を実践するために GS-KAFO を選択した．この GS-KAFO を用いた二動作前型歩行練習を行うにあたって著者が工夫した点が3つある．1つ目は下肢介助ベルト（図2a）を用い，骨盤の側方 sway（立脚相における骨

II. 回復期から在宅復帰に向けた取り組み事例

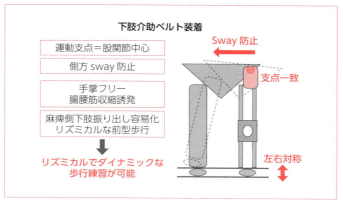

図3　下肢介助ベルト装着による効果

下肢介助ベルトを装着することで，運動の支点を股関節中心により近い位置に定めることで，より正常に近い股関節の屈伸運動に伴う筋収縮を誘発することが可能となる．また前腕部で骨盤の側方 sway を防止することが可能となることに加え，手掌面で大腰筋の筋収縮を誘発することで麻痺側下肢の振り出しが容易となり，よりリズミカルでダイナミックな前型歩行練習が可能となった．

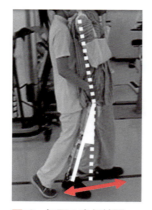

図4　初回の歩行練習

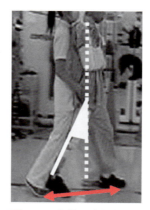

図5　工夫後の歩行練習

盤の麻痺側方向への偏移）防止や接地位置のコントロールによって，リズミカルな歩行の獲得を目指した点である．実際の使用方法としては，前腕部は股関節外側を包み込むように保持できるため，初期接地（Initial contact：IC）〜立脚中期（Mid stance：MSt）にかけての麻痺側方向への過剰な重心移動を防止する壁のような役割を担うことを可能とした．これにより，側方への無駄な分力を生じさせずに前方推進力を減退させることなく歩行練習を実施でき，介助ベルトによって接地位置も一定にコントロールしやすくなるため，外転歩行やぶん回し歩行などを伴いにくく，より正常歩行に近い関節運動を再現でき，リズミカルな前型歩行練習が実施できると考えた（図3）．2つ目の工夫点は，麻痺側立脚終期（Terminal stance：TSt）における股関節伸展角度を積極的に拡大し，ダイナミックな歩行を目指した点である．図4，図5は同日の歩行練習の様子であるが，図5のように TSt の際に股関節の伸展角度を拡大することによって，股関節屈筋である大腰筋が伸張されて筋への受動的な張力が加わり，容易に前遊脚

期（Pre-swing：PSw）での股関節屈曲が生じやすくなるよう工夫した．これは，MSt〜TStにかけて股関節が伸展位を呈することで，大腰筋の張力発揮がしやすくなるためである[3]．加えて，歩行路の前方に鏡を配置し，症例自身に自らの姿勢を目視してもらうことで目線を一定に保ちながら介入を継続すると，体幹前傾の防止にも繋がり，股関節伸展可動域の拡大につなげることができた．更に，歩行練習の際に口頭にて，健側下肢をできるだけ前方に接地するよう指示した．3つ目の工夫点は，腸腰筋への皮膚筋反射[4]の誘発をはかった点である．下肢介助ベルトを用いる際，理学療法士が直接ベルトを直接把持するのではなく，手首へかけるようにして用いる（図2b）．これにより理学療法士の手掌で股関節の前面部への圧迫や軽擦が可能となり，TSt〜PSwにかけて腸腰筋へ刺激を加え，皮膚筋反射を誘発しながら歩行するよう工夫した．これらの工夫を加え，リズミカルでダイナミックな大きな股関節運動を伴う歩行練習を反復し，歩行練習量を増加させるよう取り組んだ．

3 回復期病棟へ移行後に GS-AFO へ移行するまでの理学療法経過（31−99病日）

a）理学療法評価

この時期の JCS は0，Br. stage はⅠ−Ⅰ−Ⅱ〜Ⅲ，感覚障害は表在・深部共に中等度鈍麻，高次脳機能障害としてはブローカ失語を呈し，中等度〜軽度の理解障害を有するものの，ジェスチャーを交えることで Yes/No の意思表示が可能となり始めていた．

b）歩行

31病日目より当院回復期病棟へ転棟した．転棟に伴い，担当理学療法士も変更となったが，その後も GS-KAFO を用いた前型歩行練習が継続され，発症約60病日目頃より麻痺側 PSw における振り出しの介助が不要となった．そのため，徐々に介助量を軽減した状態での歩行練習へと移行した．具体的には，GS-KAFO は継続して装着し，非麻痺側上肢で平行棒を支持した平行棒外周歩行練習を反復して実施した．この際，平行棒は支持の補助のみを行うためのツールとして用いる必要があるため，上肢による引き付け等の代償が生じづらくなるよう，板状の平行棒を使用した．これは，後方介助歩行時では十分に行えなかった自力での体幹正中位保持や，麻痺側下肢を振り出すための重心移動の学習，麻痺側下肢の接地位置の修正などを目的とした．開始当初は麻痺側 PSw- 遊脚終期（Terminal swing：TSw）にかけて体幹を非麻痺側後方へ大きく偏位させた極めて努力的な振り出しをしており，前後左右への体幹の動揺も大きく2歩目には転倒しそうになっていた．しかし，振り出し後の IC の位置を一部介助し，前方に鏡を配置して目線を一定に保ちながら介入を継続すると，徐々に麻痺側 IC 位置が定まりはじめ，麻痺側 PSw 時の代償動作が軽減し，介助なしで平行棒外周歩行が可能となった．次のステップとして平行棒外周歩行練習と併行し，side-cane を用いた歩行練習を取り入れた．side-cane での歩行では，外周歩行練習の要素に加えて，side-cane の接地位置のコントロールを要する課題となり，より正確な前後左右への重心移動を必要とする，更に高い難易度の課題である．この練習では，本症例にとって課題難易度が高すぎてしまい，努力的な振り出しの増悪や，体幹前後傾・側屈による跛行が残存していた．また，side-cane 歩行と併行して膝ロックを外した状態での歩行練習も行われた．ロック解除下での歩行では，side-cane により依存する歩容を呈していたものの，病棟内の活動量向上を優先させるため，この歩行練習は継続

Ⅱ．回復期から在宅復帰に向けた取り組み事例

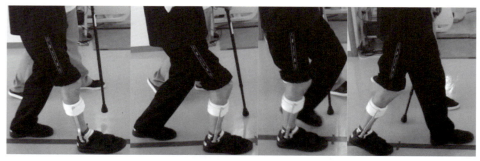

図6 GS-AFO 移行初期における麻痺側立脚相の様子

GS-AFO へ移行後，初期には麻痺側 IC-LR に急速な股関節と膝関節の屈曲が観察された（快適歩行速度：20.2 ± 1.2 m/min　重複歩距離：70.4±5.8 cm）．
（文献 5 より引用）

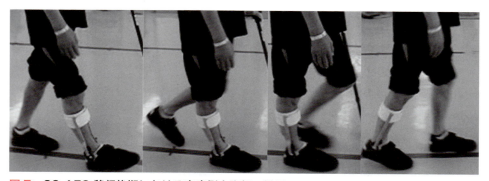

図7 GS-AFO 移行後期における麻痺側立脚相の様子

図 7 の状態で GS-AFO での歩行練習を継続すると，IC-LR にかけて膝関節の伸展が観察された（快適歩行速度：19.5±0.4 m/min　重複歩距離：68.7±2.1 cm）．
（文献 5 より引用）

された．その後100病日目で完全にカットダウンがなされ，GS-AFO での歩行練習へ移行された．

4 GS-AFO 移行時の理学療法経過（100－110病日）

a）理学療法評価

　この時期の Br. stage はⅠ－Ⅰ－Ⅱ～Ⅲ，感覚障害は表在・深部共に中等度鈍麻，失語は単語レベルの発話が可能となり，簡単な指示は理解可能な状態となった．

b）GS-AFO 移行後の歩行

　GS-AFO への移行初期には麻痺側 IC から荷重応答期（LR）に膝関節が過度に屈曲する様子（図6）[5] が観察され，またこのカットダウンした状態での歩行練習を継続すると，徐々に IC から LR にかけて膝関節が急激に伸展する歩容（図7）[5] に変化していった．この歩容は，立脚初期に体幹が前傾し，股関節が伸展せずに屈曲位のままの立脚中期に至るのが特徴で，歩行の力学的パラダイムとして知られる倒立振子モデル[1～3,6]を想定した際，踵接地後に重心位置が徐々に前上方に移行する相を妨げている．この歩容の変化に伴い，実際に歩行速度がわずかに

表1　AFO移行初期と後期における歩行速度と重複歩距離の変化

	AFO 移行初期	AFO 移行後期
歩行速度（m/min）	20.2±1.2	19.5±0.4
重複歩距離（cm）	70.4±5.8	68.7±2.1

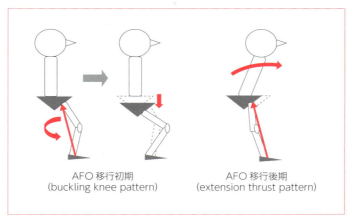

図8　GS-AFO移行後の歩行戦略の変化

低下した．その後もGS-AFOで10日間ほど歩行練習を実施したが，IC～LRにかけて膝関節が急激に伸展する歩容は変化せず，歩行速度・重複歩距離ともに改善しなかった（表1）．

c）介入方法の再検討

110病日目より，当院の院内人事異動により再度，著者が同症例を担当する機会を得た．これまでの経過を考慮し，歩行練習における介入方法を再検討する必要があると判断した．

本症例は，GS-AFO移行初期において，麻痺側ICで図6[5]の歩容を呈していた．この状態では，股関節と足関節の位置関係により床反力ベクトルが膝関節中心の後方を通過するため，麻痺側膝関節には外的な屈曲モーメントが生じることとなる．この際，筋力低下の著明な麻痺側下肢ではこの屈曲モーメントに十分に拮抗することができず，膝関節が過度に屈曲するBuckling knee pattern（BKP）[7]が出現していたものと考えられる．その後，本症例は膝関節の屈曲による沈み込みを回避するための戦略として，体幹を前傾させて，床反力を膝関節中心の前方を通過させるExtension thrust pattern（ETP）[7]を呈するようになり，その結果，倒立振子運動が生じず，立脚初期から中期にかけての前方推進力が著明に低下した歩容に至った（図8）と推察した．歩行中の倒立振子運動を形成するために必要な股関節・足関節の適切かつ効率的なアライメントの再学習や，麻痺側荷重量の増大を通じて麻痺側下肢機能の向上を図るため，再度膝関節を固定した状態で歩行練習する必要があると判断した．そこで再度，GS-AFOからKAFOへの変更を考慮したが，十分な説明なくカットダウンが行われたため，KAFOへ戻すことを本人が拒否された．そこでKAFOではなくKBとAFOを装着し，再度，膝関節の固定性を補った状態での前型歩行練習を実施した．KB装着時には，麻痺側ICからLRにおける急速な膝関節屈曲・伸展運動を生じずに，床反力を膝関節中心に通過させた状態での倒立振

Ⅱ．回復期から在宅復帰に向けた取り組み事例

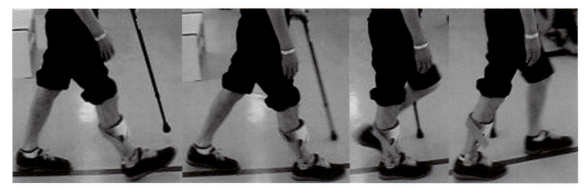

図9 最終評価時における麻痺側立脚相の様子
（快適歩行速度：36.1±0.5 m/min　重複歩距離：106.7±11.5 cm）．
（文献5より引用）

子運動が可能となった．また，麻痺側立脚時間の延長を図ることができた．このことにより，麻痺側荷重量の増加による筋活動量の増大につながったのではないかと思われた．

5　GS-AFO移行後の理学療法経過（111－130病日）

a）介入経過
　GS-AFOに加えてKBを装着し，再度膝関節を固定した状態で積極的に歩行練習を実施した．加えて，学習状況に合わせて，KBを外すなどして，課題難易度を調整しながら介入した．その後，徐々にETPは軽減し，歩行能力の向上に至った．

b）理学療法評価（最終130病日）
　この時期のBr. stageはⅠ-Ⅰ-Ⅳ，麻痺側股関節・膝関節周囲筋群のMMTが3レベルまで改善．感覚障害は表在・深部共に中等度鈍麻，失語の状態は，短文レベルの発話が可能となり，ゆっくりであれば日常会話レベルのコミュニケーションが可能となった．

c）歩行（最終130病日）
　T字杖とGait solution design（GSD）装着下にて病棟内歩行・屋外歩行が自立した．歩容は麻痺側IC-LRにおける膝関節伸展は軽減（図9）[1]し，歩行速度および重複歩距離ともに改善がみられた（図10）[5]．

6　KAFOからAFOへ移行するタイミングと留意点

a）KAFOからAFOへ移行する際の課題難易度の調節
　本症例は急性期からGS-KAFOを用いた前型歩行練習を実践し，跛行は残存しているもののGS-AFOを用いてside-caneを使用すれば介助なく移動可能となった時点で，理学療法士の判断でカットダウンすることになった．本症例においてはAFOへの完全な移行が早すぎ，段階的に移行するよう進めなかったために，KAFOを用いた倒立振子運動を再教育した成果が生かされずに，AFO移行後にETPやBKPといった異常歩行を呈してしまったと考えられる．KAFOで反復学習した歩容をAFOで再現するためには，段階的な誘導が必要であると考え，KAFOのような強固に固定された状態から急にカットダウンするのではなく，中間的課題と

76

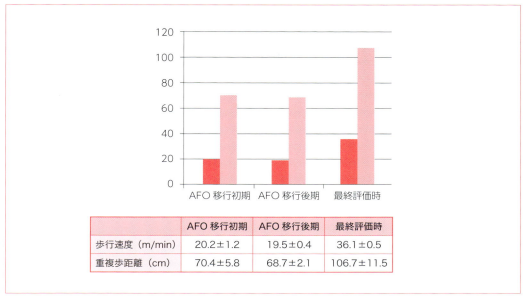

	AFO移行初期	AFO移行後期	最終評価時
歩行速度（m/min）	20.2±1.2	19.5±0.4	36.1±0.5
重複歩距離（cm）	70.4±5.8	68.7±2.1	106.7±11.5

図10 病期別にみた歩行速度と重複歩距離の変化

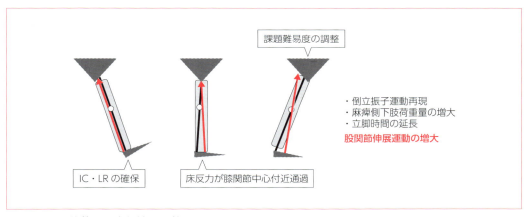

図11 KB装着での歩行練習の効果

してKBを用いた課題を設定した．段階的に課題難易度を調節したことが本症例の歩行能力の改善につながったと考えられる．使用したKBは固定や支持性がKAFO程強固ではなく，KB内での膝関節の遊びが生じる空間がある．この特徴を利用し，装具へ寄りかかると沈んでしまうという環境設定，加えて，倒立振子運動を適切に行えていない場合には，膝折れや過伸展が出現するという環境が提供され，この環境の提供が倒立振子運動を再現した歩容の獲得（再学習）に寄与したものと思われた（図11）．

b）カットダウンする際の留意点

本症例では，病棟内ADLの早期向上と早期退院を目的に早期のカットダウンが行われた．しかし，十分な説明がなされずにカットダウンされたため，症例はKAFOがなくても歩くことができる状態になったと理解し，KAFOを再度使用することに拒否が生じてしまった．カ

ットダウンに際しては，KAFO を用いる意義について十分な説明を行い，十分な理解を得たうえで段階的なカットダウンをすすめる必要があると思われる．KAFO 装着下では自立し難い，移乗動作や着座などを伴う ADL 自立度の向上が AFO へ移行することで，可能となる可能性が高まる．早期の ADL 自立はリハビリテーションにおいて最も重要な目標の一つであり，在院日数が限られる中でADLを向上させるためにカットダウンを考慮するのは必然とも言える．しかし，単に AFO 装着による歩行の可否だけを指標としたのでは，症例が有する潜在的な能力を引き出せずに歩行能力の改善を妨げる可能性があると考えられる．KAFO は下肢筋活動を高める上で有効なツールとなり得る．KAFO の特性を利用した歩行練習にしか成し得ない利得があると考えられ，症例の状態に合わせて適切なトレーニングを選択することが重要である．

おわりに

重度片麻痺例の歩行再建にとって KAFO は有効なツールである．多くの場合，AFO へ移行していくが，その際には歩行の専門家として，歩容異常の出現に十分に留意し，段階的なカットダウンを進めるべきであろう．

文献

1) 大鹿糠徹ほか：脳卒中片麻痺例に対する二動作前型歩行練習が麻痺側下肢筋活動に及ぼす効果．第2回脳血管障害への下肢装具カンファレンス2013論文集．4-5，2013

2) 阿部浩明ほか：急性期から行う脳卒中重度片麻痺例に対する歩行トレーニング．理療の歩み 27：17-27，2016

3) 増田知子ほか：回復期の歩行トレーニング．脳卒中片麻痺者に対する歩行リハビリテーション，阿部浩明ほか編，メジカルビュー社，東京，121-126，2016

4) 川平和美：急性期重度片麻痺例の歩行トレーニング．片麻痺回復のための運動療法，第2版，医学書院，東京，28-30，2010

5) 大崎恵美ほか：KAFO から AFO への移行後に膝関節の動揺がみられた症例に対して再度膝関節を固定したトレーニングを実施して歩容の改善を得た一経験．第4回脳血管障害への下肢装具カンファレンス2015論文集．36-37，2015

6) 山本澄子：正常歩行と片麻痺歩行のバイオメカニクス．脳卒中片麻痺者に対する歩行リハビリテーション，阿部浩明ほか編，メジカルビュー社，東京，12-26，2016

7) 田中惣治：歩行の力学的評価．脳卒中片麻痺者に対する歩行リハビリテーション，阿部浩明ほか編，メジカルビュー社，東京，74-91，2016

（冨澤　恵美）

10 実践

脳卒中発症後6か月経過し歩行に全介助を要する重度片麻痺を呈した症例に対する下肢装具療法

SUMMARY

- 脳卒中片麻痺者の歩行機能と麻痺側下肢筋力には密接な関係があり，片麻痺者の下肢筋力を強化する視点が重要である．近年，長下肢装具（Knee ankle foot orthosis：KAFO）を用いた前型歩行トレーニングは，随意的な筋力発揮が困難な重度片麻痺者においても，麻痺側下肢筋活動を効果的に引き出し，下肢筋力を強化できる可能性が報告されている．

- 症例は発症から6か月が経過した脳卒中片麻痺者で，麻痺側下肢の支持性が不良であり，歩行は全介助レベルであった．前院にてリハビリテーションは実施したが，KAFO を用いた歩行トレーニングは行われていなかった．

- 発症から6か月経過した症例においても，KAFO を用いた歩行トレーニングを行い，麻痺側下肢筋力および支持性の強化を図ることで，歩行介助量が軽減できるのではないかと考え，本人用のKAFO を作製し，積極的に前型歩行トレーニングを実施した．

- 介入から5か月後には，麻痺側下肢筋力および支持性が改善し，四脚杖と短下肢装具を使用して監視歩行を獲得することができた．

症例提示

1 クモ膜下出血　50歳代　女性

　突然の頭痛・嘔吐があり近院へ救急搬送され，同日に開頭クリッピング術が施行された．その後，右脳内出血を発症し，3病日に外減圧術が行われ，64病日に頭蓋形成術が施された．発症から234病日の画像を図1に示す[1]．既往歴に両変形性膝関節症（以下，膝 OA）があったが，発症前の ADL はすべて自立していた．急性期病院では嚥下障害に対する介入のみ行われ理学療法は実施されなかった．75病日から178病日まで，回復期リハビリテーション病院にて麻痺側下肢へ弾性包帯と軟性膝装具を装着し，歩行トレーニングが行われたが，歩行の獲得には至らなかった．179病日にリハビリテーションの継続を目的に当院へ転院となった．

　当院での初回評価は，Brunnstrom recovery stage（Br. stage）は左上肢・手指Ⅱ，下肢Ⅱ～Ⅲであった．麻痺側下肢の Manual muscle test（MMT）は0～1で，非麻痺側下肢に関しては股関節屈曲のみ3であり，その他はすべて4であった．ROM 検査では麻痺側足関節背屈5°，両膝関節伸展 -5° と若干の制限が認められた．感覚は表在・深部ともに軽度鈍麻で，左同名半盲と右視神経損傷による右眼全盲を併発していた．その他に，高次脳機能障害として注意障害

Ⅱ．回復期から在宅復帰に向けた取り組み事例

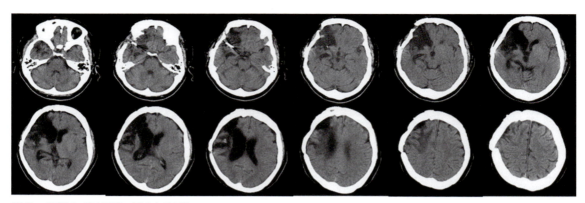

図1　症例のCT画像（234病日）
（文献1より引用）

と左半側空間無視を呈していた．認知機能は MMSE にて27/30点であった．Functional balance scale（FBS）は5/56点で座位保持のみ自立しており，Barthel Index（BI）は45点であった．

起居動作はベッド柵を使用して自力で可能だったが，移乗は膝折れが生じ，中等度介助を要した．歩行は平行棒内にて無装具で試みたところ，麻痺側下肢の振り出しと接地位置の調節に介助を要し，初期接地（Initial contact：IC）直後に膝折れが生じた．

装具を用いた理学療法介入

1　歩行トレーニングの背景

脳卒中片麻痺者の歩行能力と麻痺側下肢筋力には強い相関関係があり[2,3]，脳卒中片麻痺者の下肢筋力を強化する視点が重要となる．近年，KAFO を用いた歩行トレーニングは，随意的な筋力発揮が困難な脳卒中片麻痺者においても，歩行周期に同調した下肢筋活動を惹起させ得る[4]ことが報告されており，歩行様式の違いによる筋活動の変化を調査した報告によれば，揃え型の3動作歩行よりも前型の2動作歩行の方が，麻痺側下肢筋活動がさらに増大したとされている[5]．

症例の運動麻痺は重度で，漸増負荷抵抗運動といった筋力強化トレーニングを遂行できる状態ではなかった．そのため，当初より本人用の KAFO が必用と思われたが，発症から6か月が経過し，顕著な機能改善は難しい[6]ことが懸念されたため，まずは，備品の軟性膝装具と Gait solution design を装着し，KAFO に見立てた状態で，前型歩行トレーニングを試みた（図2）．すると，備品の下肢装具では，固定性が不十分で，IC 直後に装具内で膝関節が過剰に屈曲し，大腿および骨盤が前方へ推進せず，麻痺側立脚期の短縮と非麻痺側ステップ幅の低下が目視にて認められ，倒立振子を形成した状態での前型歩行トレーニングが遂行できなかった（図3）．

このような状態では，麻痺側下肢の筋活動を十分に賦活できない可能性があり，仮に下肢支持性が向上したとしても，倒立振子が形成できていない状態での歩行トレーニングを継続する

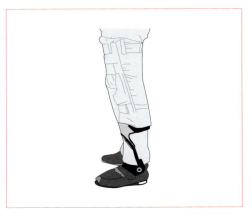

図2 Gait solution design と軟性膝装具を併用し KAFO に見立てた状態

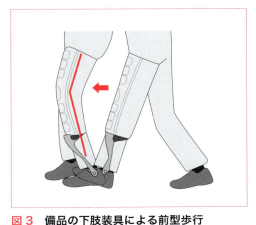

図3 備品の下肢装具による前型歩行

支持性を補いきれず，IC 直後に膝関節が過剰に屈曲し，倒立振子を形成できていない．

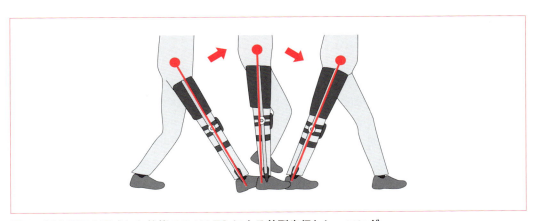

図4 倒立振子を形成した状態での KAFO による前型歩行トレーニング

ことで，短下肢装具（Ankle foot orthosis：AFO）へ移行した際に，歩容異常を招き，歩行能力の向上を妨げる可能性が考えられた．よって，固定性を確実なものとし，倒立振子に基づいた前型歩行トレーニングを実践するためには本人用の KAFO が必用と判断し，204病日に作製した．KAFO の仕様と経過に関しては次項で述べる．

2 KAFO を活用した歩行トレーニングの実際とその効果

a）倒立振子に基づいた前型歩行トレーニングを提供するための KAFO

前述したように，随意的な筋力発揮が困難な重度片麻痺者においても，KAFO を利用した前型の2動作歩行トレーニングによって，麻痺側下肢の筋活動を引き出せる可能性がある．しかし，単純に非麻痺側もしくは麻痺側下肢が対側の下肢を越えて前方にステップできていれば良いというわけではなく，倒立振子（図4）を形成した状態での前型歩行トレーニングが望ましい．

それを可能とするためには Gait solution（GS）などの足部可動性を有する足継手が必要と

Ⅱ．回復期から在宅復帰に向けた取り組み事例

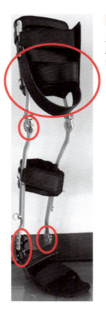

図5　本人用に作製したものと同じ仕様のKAFO
足継手は外側にGait solution，内側にダブルクレンザック，膝継手は膝OAを考慮してダイヤルロックを採用し，5°屈曲位に設定している．大腿カフ部には振り出し介助用のループが備わっている．
（文献1より引用）

なる．GSは，油圧抵抗によって，足関節背屈モーメント（前脛骨筋の遠心性収縮）を補い，Heel rocker（HR）機能を補助する役目を果たす[7]．これにより，IC直後に滑らかな衝撃緩衝が可能となり，加えて，倒立振子を形成するために必要な初速（運動エネルギー）を産生することができる．また，HRを機能させるためには，底屈可動域に制限をかけないようにする必要がある．そして，立脚初期にHR機能によって得られた運動エネルギーを，立脚中期の位置エネルギーに変換し，再度，立脚後期の運動エネルギーへと変えるためには，重心の前方への移動が不可欠となる．そのために，背屈については制限せず遊動に設定する．症例は，麻痺側の足関節背屈と両膝関節の伸展可動域に軽度の制限があったが，HR機能において必要な底屈可動域が保たれていたことや，立ち上がりや平行棒内歩行といった下肢への荷重場面において足関節が背屈していたこと，その他の関節に制限がないことなどから，倒立振子に基づいた前型歩行トレーニングが実施可能と判断し，足継手にはGSを採用した．油圧設定は踵接地後にHR機能が適切になされていることを目視で確認して3と設定した．また，身体機能に応じて，適宜，関節自由度を調整できるよう，対側にはダブルクレンザック足継手を付けたが，足関節背屈・底屈可動域には制限を設けなかった．膝継手に関しては，継手のタイプを検討する際に，膝関節を徒手的に伸展位に矯正したところ，膝関節後面に疼痛が生じた．脳卒中後に二次的に生じた関節可動域制限の場合は，ストレッチなどによって改善できる可能性があるが，症例の膝関節伸展制限は元々の膝OAによるものであり，改善は難しいことが予想されたため，ダイヤルロックを採用し，5°屈曲位に設定した．

　そして，KAFOはその重量や長さ故に，床とのクリアランスを保つことが難しくなる．それにより，重症例においては下肢の振り出しや接地位置の調整に介助が必要となり，倒立振子を形成した前型歩行トレーニングを誘導する上で，支障をきたすことが多い．症例においても麻痺側下肢の振り出しは自力で困難であり，かろうじて振り出せたとしても，ICの接地位置が定まらなかったため，大腿カフ部分に介助用のループを取り付けた（**図5**）[1]．

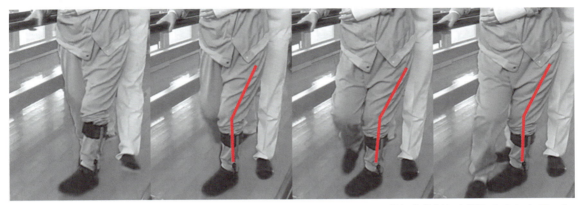

図6 KAFO による前型歩行トレーニング開始から1か月後，AFO への移行を検討した際にみられた Buckling knee pattern

IC 以降，膝関節が屈曲位のままとなり，倒立振子が形成できていない．
（文献1より引用）

b) 歩行トレーニングの実際

　KAFO を利用した無杖での前型歩行トレーニングに加え，ブリッジや反復的な起立トレーニングを中心とした理学療法を開始した．

　開始から約1か月後には，膝ロック解除下での膝折れが軽減したことから，麻痺側下肢の支持性が向上したと判断し，平行棒内にてカットダウンした AFO を装着しての歩行を試みた．その際の AFO の設定は，足関節底屈・背屈可動域には制限をかけず，GS の油圧は3のままで行った．また，急な膝折れによる転倒を防ぐため，治療者が後方から体幹を支えながら行った．AFO での歩容は，IC 直後に体幹が前傾し，大腿および骨盤が後方に残り，膝関節は IC 直後に過剰な屈曲を呈する Buckling knee pattern（BKP）がみられた（図6）[1]．これは，膝 OA の影響によって，膝関節屈曲位での IC を余儀なくされることに加え，IC 直後に必要な股関節伸展モーメントの不足によって，その後の荷重応答期（Loading response：LR）から立脚中期（Mid stance：MS）にかけて，大腿および骨盤を前方へ推進できず，床反力が通常よりも膝関節の後方を通過するためと推察した（図7）．膝関節が過剰に屈曲する歩容はエネルギーコストの増大を招くことが報告されている[8]．その一因として，膝関節を屈曲位で保つために，膝関節伸展筋の持続的な活動が強いられることが関係していると思われる．AFO で何とか歩行が可能となったとはいえ，BKP に対して何の策も講じずに，AFO での歩行トレーニングへ移行していった場合，エネルギーコストの増大を抑えるために，床反力を膝関節の前方に通過させるような代償的な歩容を習熟する可能性が考えられ，歩行能力を更に向上させることは難しいと思われた．そのため，BKP の要因の一つと思われた，IC から MS における股関節伸展筋力を改善させる必要があると考えた．

　しかし，この時点でも，麻痺側下肢 Br. stage はⅢで，股関節伸展筋力を随意的な筋力発揮が求められるようなトレーニングによって強化することが難しい状態であった．そのため，再度 KAFO の状態に戻し，IC から MS にかけて麻痺側股関節が屈曲位から伸展位へ移行すると同時に，骨盤が前方へ推進することを強調するため，治療者が後方から骨盤部を密着させた状

Ⅱ. 回復期から在宅復帰に向けた取り組み事例

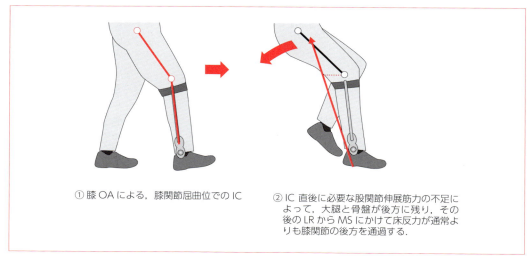

図7 本症例における Buckling knee pattern の背景

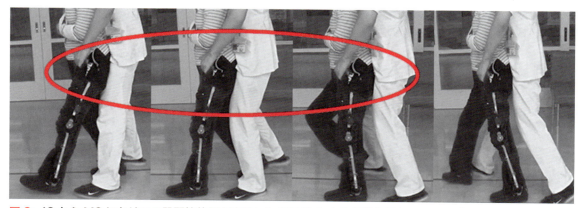

図8 IC から MS にかけての股関節伸展を強調した KAFO による前型歩行トレーニング
（文献 1 より引用）

態での前型歩行トレーニングを継続した（**図8**)[1]．これは，IC から MS にかけての股関節伸展運動を確実に再現することで，その際に必要な股関節伸展筋の筋活動を引き出し，強化することが狙いである．ここで注意すべき点として，麻痺側下肢のステップ幅が長すぎると，MS にかけて位置エネルギーを高めるために，IC 直後により大きな運動エネルギー（股関節伸展筋力）が要求されることがあげられる．そのため，重症例においては，IC 直後に股関節が屈曲位に留まりやすく，重心が後方に残ることで，倒立振子を形成した状態での前型歩行トレーニングを実施できない場合がある．よって，まずは小さいステップ幅から開始し，身体機能の改善に応じて，徐々に大きなステップ幅での前型歩行トレーニングへと段階的に移行していくと良い．

その後，230病日に BKP が軽減し，平行棒内にて AFO を装着し監視で歩行可能となった．250病日からは side-cane での歩行トレーニングを追加し，320病日には四脚杖と AFO を使用して歩行が監視で可能となった．その際の10 m 歩行速度は12.2 m/min，重複歩距離は

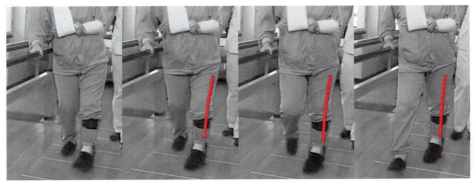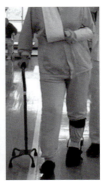

図9 最終評価時の AFO での歩容
IC 直後に大腿および骨盤を前方へ推進できるようになり，BKP が改善した．
（文献1より引用）

51.3 cm であった．なお，BKP が軽減したのちも，麻痺側下肢筋力および支持性の向上と，歩行能力の改善を目的に AFO での歩行トレーニングと併用し，KAFO による前型歩行トレーニングを治療の一環として継続した．

退院時の422病日には，運動麻痺の程度に変化がないものの，麻痺側下肢 MMT は，股関節屈曲が3，伸展が2，内・外転ともに2，膝関節屈曲が2，伸展が3，足関節背屈が2，底屈が2＋となり，一部の筋で改善がみられた．歩行は視覚的な問題や，高次脳機能障害が残存したために，屋内監視レベルに留まったが，四脚杖と背屈を制限せず底屈を油圧で制動した AFO 装着下にて可能となり，AFO への移行初期にみられた IC 直後の体幹前傾と BKP は改善した（図9）[1]．10 m 歩行速度に関しては13.9 m/min，重複歩距離64.5 cm へと向上し，FBS は39/56点となった．また，BI も70点に改善した．

c）KAFO から AFO へ移行する際に注意すべきポイント

重症例においては，KAFO から AFO へ移行する初期段階において，麻痺側立脚期に膝関節が過伸展する Extension thrust pattern や BKP といった膝関節のコントロールの不良を呈す場合が多く，その要因は，症例ごとに多種多様であると思われる．また，現状では AFO へのカットダウンに対する明確な基準は存在しない．

本症例においては，AFO への移行を検討した際に，BKP が観察され，その背景には股関節伸展筋力の不足が関与していると推察し，KAFO による前型歩行トレーニングを継続することを選択した．結果的には歩容および歩行能力の改善が得られたが，KAFO の長期使用は，装具の支持性に頼ることを学習し，麻痺側下肢の筋活動を発揮しなくなる可能性が指摘されている[9]．

筆者も，ただ漠然と KAFO を使い続けることは問題があると考えており，どういった要因が AFO への移行を妨げているのか，また，装具を活用してどのような運動を引き出し，治療へと展開させたいのか，課題や目的を明確にした上で使用すべきである．言うまでもなく，KAFO で膝関節をロックした状態では，膝関節のコントロールを学習できない．筆者は治療毎に膝関節のロックを外しての歩行や，AFO のみでの歩行評価を行い，麻痺側下肢の支持性が改善してきているかどうかの確認を怠らないようにしている．重症例ほど，AFO へ円滑に

Ⅱ. 回復期から在宅復帰に向けた取り組み事例

移行することが難しく，AFO のみでも膝関節のコントロールが可能となったかと思えば，翌日には再び膝関節のコントロールの不良を呈するといった現象をたびたび経験する．そのような状態の時期には，KAFO での歩行トレーニングと AFO でのトレーニング併用を継続していき，AFO のみでも倒立振子を形成した歩行が定常的に可能となったタイミングを一つの判断材料とし，カットダウンの可否を検討している．

おわりに

慢性期例においても，麻痺側下肢筋力[10]や歩行関連指標の改善が得られる[11]とされ，本項で紹介した KAFO を活用した前型歩行トレーニングは，発症から時間が経過した重症例の歩行再建に対しても応用できる可能性があり，症例の身体機能および身体構造を十分に評価した上で，必要に応じて下肢装具を使用し，機能の改善を図る視点を持つことが重要であると思われる．

文献

1) 門脇 敬ほか：脳卒中発症後6ヵ月経過し歩行に全介助を要した状態から長下肢装具を用いた歩行練習を実施し監視歩行を獲得した重度片麻痺を呈した症例．理学療法学 45：183-189，2018

2) Bohannon RW：Muscle strength and muscle training after stroke. J Rehabil Med 39：14-20, 2007

3) Nadeau S, et al：Analysis of the clinical factors determining natural and maximal gait speeds in adults with a stroke. Am J Phys Med Rehabil 78：123-130, 1999

4) 大畑光司ほか：脳卒中後片麻痺患者における長下肢装具歩行時の筋活動の縦断変化　第48回日本理学療法学術大会抄録集，https://www.jstage.jst.go.jp/article/cjpt/2012/0/2012_48101787/_pdf（2017年5月10日閲覧）

5) 大鹿糠徹ほか：脳卒中重度片麻痺例に対する長下肢装具を使用した二動作背屈遊動前型無杖歩行練習と三動作背屈制限揃え型杖歩行練習が下肢筋活動に及ぼす影響．東北理療 29：20-27，2017

6) 宮越浩一：予後予測総論．脳卒中機能評価・予後

予測マニュアル，道免和久編，医学書院，東京，82-92，2013

7) 山本澄子：バイオメカニクスからみた片麻痺者の短下肢装具と運動療法．理学療法学 39：240-244, 2012

8) Waters RL, et al：The energy expenditure of normal and pathologic gait. Gait Posture 9：207-231, 1999

9) 山木健司ほか：長下肢装具を継続使用した際の下肢筋活動の変化 ～入院初期と入院中期の比較～．第14回日本神経理学療法学会学術集会抄録集：47，2016

10) Ada L, et al：Strengthening interventions increase strength and improve activity after stroke：a systematic review. Aust J Physiother 52：241-248, 2006

11) Salbach NM, et al：The effect of a task-oriented walking intervention on improving balance self-efficacy poststroke：a randomized, controlled trial. J Am Geriatr Soc 53：576-582, 2005

（門脇　敬）

11 実践

脳血管障害による視床吻側部の損傷例
—意識障害の改善，自宅復帰を目指した症例

SUMMARY

■ 症例は60代の男性，右脳出血と診断され，意識障害の遷延，気管切開，経管栄養使用の状態で60病日後に回復期リハビリテーション病棟（以下，回復期リハ病棟）へ転院となった症例である．回復期リハ病棟転院時，本人と意思の疎通は困難であったが，主たる介護者である妻の希望は"何としてでも家に連れて帰りたい"であった．回復期リハ病棟の担当チームで自宅復帰の可能性を模索し，装具を使用し介入した結果，介助は必要ながらも自宅復帰に至ったので，その経過を報告する．

症例提示

回復期リハビリテーション病棟への転院時の経過と評価

　62歳男性，右脳出血と診断され，脳室ドレナージや内視鏡血腫除去術が施行され，60病日後に意識障害の遷延，気管切開，経管栄養の状態で，回復期リハ病棟へ転院となり，リハビリテーションが開始となった．CT画像所見では，松果体レベルにおいて，右内包膝から視床吻側にかけて損傷の可能性が視認できた（図1）．転院時の初期評価において，意識障害はJapan coma scale（JCS）にてⅡ−30で，声かけによる反応もほとんどみられず，終始傾眠の状態で言語や非言語を含めた意思の表出は認められなかった．そのため，運動麻痺や感覚障害，高次脳機能などの検査は実施困難であった．全ての日常生活動作（ADL）に全介助を要し，Functional independence measure（FIM）は18点，Barthel index（BI）は0点，歩行の自立度を示すFunctional ambulation categories（FAC）は歩行不可を示す0であった（表1）．予後予測としては，発症から2か月経過した時点で，意識障害により自発的な運動発現がほとんどみられず，ADLは全介助であり，極めて予後は不良であることが予想された．

　症例の希望は，聴取困難であったが，主たる介護者である妻からは，何としてでも自宅に連れて帰りたいとの希望があった．また妻は，症例の状態が今より少しでも良くなることを望んでおり，介助量の軽減も希望されていた．家庭の状況は妻と二人暮らしであり，自宅の近隣に息子家族が居住されていた．

　本症例における担当チームの目標はご家族の意見を尊重し，できうる限りの機能改善や基本動作，ADL能力の改善を目指し，自宅復帰を見据えてご家族の支援を行うこととした．自宅復帰に向けて，機能改善や介助量軽減を図るため，まずは意識障害の改善を図ることが重要で

II. 回復期から在宅復帰に向けた取り組み事例

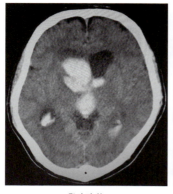 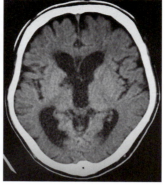

発症直後　　　　　　　　発症後約 2 か月

図1　脳画像

表1　評価結果

評価項目	初期評価	最終評価
JCS	II-30	II-10
Br. stage	測定不可	左上下肢 V
感覚検査（表在）	測定不可	左下肢軽度鈍麻
FAC	0	2
最大 10 m 歩行速度	測定不可	0.54 m/sec（18.5 秒）
FIM（点）	18	23
BI（点）	0	35

初期評価と最終評価の結果を示す.
初期は発症から約 2 か月, 最終は発症から約 8 か月後に測定.
JCS：Japan Coma Scale
Br. stage：Brunnstrom recovery stage
FAC：Functional ambulation categories
FIM：Functional independence measure
BI：Barthel Index

あると考えた.

装具を用いた理学療法介入

1　意識障害の改善に向けた装具の使用

　発症から約2か月後に撮像された脳画像（図1）において，視床の吻側部にかけて損傷の可能性が認められた．視床の吻側部には前核や前腹側核，意識水準を上昇させる上行性網様体賦活系の中継核である髄板内核などが存在している．先行研究において，Weng らは意識障害における関連領域は前頭葉や視床などである[1]ことを明らかにしている．De Wite らは視床と大脳皮質を結ぶ神経回路の異常が大脳皮質の機能低下と関連している[2]ことを示唆しており，視床の損傷による前頭葉などの関連領域の機能低下の影響によって意識障害が出現していること

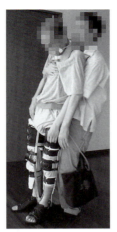

図2 両側に長下肢装具を使用した立位練習

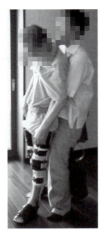

図3 両側に長下肢装具を使用した歩行練習

が推測された．

　意識水準に影響を与える脳幹網様体は感覚系の側枝より入力を受けており，感覚入力は大脳皮質の活動を亢進させる[3]．脳血管障害の意識障害症例に，座位などの離床を進めることで，意識障害の改善が得られる[4]ことや，感覚刺激においても意識障害の改善が得られる[5]ことが報告されている．本症例においても，様々な感覚刺激を入力するため，離床の機会を多く設定し，視覚情報だけでなく，立位練習などを通して皮膚や筋紡錘，前庭系からの感覚情報を多く提供できるようにプログラムを立案した．介入初期，立位保持は困難であったことから，長下肢装具（KAFO）を両側に装着し，立位練習を行った（図2）．また，家族にも協力してもらい，可能な限りリハビリテーション介入時や病院に来院した際に声かけやボディタッチなどで各種感覚刺激入力をしてもらうように依頼した．徐々に開眼している時間が増加し，時折，声かけに首をわずかに動かして反応を示すことが可能になった．理学療法時も開眼していることが増えたため，さらなる覚醒刺激のため，また体幹・下肢筋の賦活などを目的に両側のKAFOを装着し，姿勢保持や下肢の振り出しは全介助ながら，介助にて歩行練習を行った（図3）．また，症例の妻が来院された時は，歩行練習において妻が手引き，理学療法士が後方介助で練習を行った．

2 介助量軽減の取り組み：歩行の介助量軽減を中心に

　意識障害の改善に合わせ，歩行の介助量軽減や基本動作の介助量軽減，トイレ動作などの日常生活動作の介助量軽減を目的としたリハビリテーションも行ったが，ここでは，歩行の介助量軽減に向けた理学療法を中心に述べる．

　前述したように，両側にKAFOを装着し，立位練習（図2）から始め，開眼時間が増加し，意識の改善が得られるようになった約90病日後から歩行練習（図3）を開始した．歩行練習においても，両側にKAFOを装着し，姿勢保持や振り出しを一人介助にて全介助で行った．右膝の支持性が左膝の支持に比べて，やや高かったため，KAFOの膝継手のロックを外したま

Ⅱ．回復期から在宅復帰に向けた取り組み事例

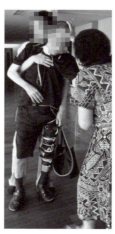
図4　左長下肢装具を使用した歩行練習

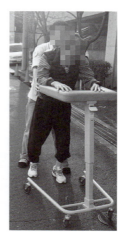
図5　装具なしでの歩行器歩行

ま歩行練習を行う課題も同時に行った．右膝の支持が得られるようになるにつれ，右KAFOを外し，左KAFOのみで歩行練習（図4）を行い，時折左KAFOの膝継手のロックも解除して歩行練習を行なった．膝の支持が得られるようになってからは短下肢装具を装着しての歩行や裸足歩行も行い，210病日程度から下肢装具なしでの歩行練習が可能になった（図5）．

本症例は，歩行や立位時に頸部を挙上できず，下垂位になる状態が続いていた．頸部領域の皮質脊髄路は内包後脚吻側部を走行している．本症例のCT画像では内包後脚吻側部の損傷の可能性が考えられたため，頸部が挙上できず下垂位になっていると推測した．そのため，頸部の装具も作成し，座位や立位，歩行時などに装着した．

下肢の支持性が向上し，装具なしの歩行において，自発的に歩行を開始しようとする意思はみられたが，1歩目のステップが行えなかった．視床の前核は帯状皮質運動野と，前腹側核は補足運動野と機能連絡を有している．つまり，前核や前腹側核が損傷している場合，機能連絡を有している帯状皮質運動野や補足運動野の機能が低下している可能性が考えられた．帯状皮質運動野は情動の表出や内的欲求の発現に関与し[6]，補足運動野は，自発的な運動発現などに関与している[7]．臨床所見において，歩行時に1歩目が出ないことや，排泄の意思があるにもかかわらず，ナースコールで排泄の意思を伝えることが困難なことなど，自らの欲求に応じて動作を開始することが困難である様子がうかがえ，帯状皮質運動野や補足運動野の機能低下が関与している可能性が推測された．本症例は画像所見と臨床所見より，自発的な運動を行うなどの内的運動発現が困難な状況にあることが推測された．そこで，外部からの感覚入力に基づき発現される外的運動発現のメカニズムを利用し，床に目印をつけ，目印を跨ぐように歩くことや，理学療法士などが「1，2，1，2」などのリズムをつけて本人がそれに合わせて足をステップするなどの視覚や聴覚刺激を加えた介入を行い，介助量の軽減を図ったところ，下肢のステップが認められた．それらの練習に加え，目印を跨ぐ練習や階段昇降，リズムをつけて行う歩行器を使用した歩行練習などを行った．

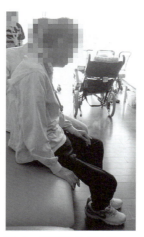

図6　退院時の端座位

3 結果

　初期評価と約240病日後の退院時の評価結果を表に示す．日常生活では開眼していることが増え，声かけによって容易に開眼し，yes/noでコミュニケーションがとれるようになり，退院時の意識障害はJCSにてⅡ-10であった．運動麻痺はBrunnstrom recovery stageで左上下肢ともにⅤ，感覚障害は左下肢軽度鈍麻であった．ADLは全てにおいて全介助を要しており，FIMは23点，BIは35点であった．基本動作は寝返り，起き上がりは全介助ながら，端座位は環境を整えることで，見守りから軽介助で可能（図6），立ち上がりは軽介助，歩行は家族の介助で中等度介助の手引き歩行が可能になり，FACは2点となった．歩行器を使用した軽介助での10 m歩行所用時間は18.5秒となった．意識障害はⅡ-10まで改善し，意思疎通が図れるようになった．また，リズミカルな歩行や段差昇降などが外部刺激を加えることで一部可能になった．また，妻一人で車椅子への移乗やトイレまでの手引き歩行が可能となった．退院前に各福祉サービスの調整や看護師による医療処置の伝達，セラピストによる介護技術の伝達などを妻に頻回に行い，約240病日後に自宅へ退院となった．

おわりに

　意識障害の改善には端座位や立位練習が推奨されるが，無論，意識障害例において抗重力姿位へと進める際の介助量は多く，特に立位は容易ではない．その際に起立台を用いて立位保持することが多いと思われる．筆者のこれまでの経験上，起立台を用いた立位練習よりも下肢装具（KAFO）を用いて立位を保持する練習のほうが覚醒レベルが一時的に改善することを経験する．よって，KAFOは意識障害を改善させるための理学療法を進める上で，有効なツールの一つとも考えることができるだろう．

文献

1) Weng L, et al：Abnormal structural connectivity between the basal ganglia, thalamus, and frontal cortex in patients with disorders of consciousness. Cortex 90：71-87, 2017
2) De Witte L, et al：Cognitive, affective and behavioural disturbances following vascular thalamic lesions：a review. Cortex 47：273-319, 2011
3) 大地陸男：脳の統合機能. 生理学テキスト, 第5版, 文光堂, 東京, 224-225, 2007
4) Mitchell S, et al：Coma arousal procedure：A therapeutic intervention in the treatment of head injury. Brain Inj 4：273-279, 1990
5) Oh H, et al：Sensory stimulation programme to improve recovery in comatose patients. J Clin Nurs 12：394-404, 2003
6) 丹治 順：帯状皮質運動野の所在. 脳と運動, 第2版, 共立出版, 東京, 125, 2009
7) 丹治 順：補足運動野の傷害で何が起こるか. 脳と運動, 第2版, 共立出版, 東京, 65, 2009
8) 菅原憲一：中枢神経系の構造と機能. 吉尾雅春ほか編, 神経理学療法学, 医学書院, 東京, 14, 2013

（鈴木裕太郎）

12 実 践

油圧制動付短下肢装具を用いた歩行トレーニングにより歩行能力が改善した運動失調例

SUMMARY

■ 本症例は，交通事故による頭部外傷受傷から15か月が経過した時点で，右上下肢の重度の運度失調と多様な高次脳機能障害が残存していた症例である．歩行はＴ字杖を使用し無装具で監視にて可能となったが，右立脚期では Initial contact（以下，IC）直後に膝関節が完全伸展位となる Extension thrust pattern（以下，ETP）を呈しており，快適歩行速度も低下していた．右膝関節を軽度屈曲位で保持するように指示すると，膝関節の激しい動揺が出現し，すぐにETP へ戻ってしまう状態であった．

■ 正常歩行では，IC 以降に足関節と膝関節が連動して衝撃を緩衝することで，効率的な前方移動を可能にしている．本症例の歩容異常としては，膝関節の制御不良が主要な問題ではあるが，足関節の制御不良も同時に生じていると推察した．右下肢に重度の運動失調を呈した本症例において，膝関節と足関節を同時に制御することは課題として高難度であると考え，課題難易度の調整を目的に，油圧制動付短下肢装具である Gait solution design（Pacific Supply 社製：以下，GSD）の使用を試みた．

■ GSD の使用後，数日で歩容に変化が現れ ETP から脱却し始めた．練習開始当初は右立脚期の膝関節は過屈曲状態であったが，GSD 装着下での歩行練習を長期にわたり継続したところ，膝関節の過屈曲は徐々に修正され，快適歩行速度も増大した．

症例提示

1 症例紹介

　10歳代の女性で，頭部外傷による意識障害（Japan coma scale：300）を呈し，近医へ救急搬送された．受傷時の MRI では前頭葉から側頭葉の脳挫傷のほか，脳内出血，硬膜外血腫を認め，脳幹部や白質に散在する点状の病変が認められており，広範なびまん性軸索損傷と診断され保存的加療を受けた．受傷から5か月後に当院に入院した．図1[1] に当院入院時の MRI を示す．入院時の拡散テンソル画像を元にした Fractional anisotropy（以下，FA）画像[2]では，橋底部において明らかな左右差がみられた（図2）[1]．FA 画像では健常な白質線維束が存在する領域の FA 値は高値（白に近い色）となり，当該領域に損傷を受けた場合に FA 値は低値（黒に近い色）となる[2]．後述するように明らかな運動麻痺を認めない本症例において，橋底部における FA 画像所見の左右差は，皮質脊髄路損傷を免れたものの，小脳へ連絡する皮質橋路および橋小脳路が損傷されていることを示唆する所見であると思われた．

Ⅱ．回復期から在宅復帰に向けた取り組み事例

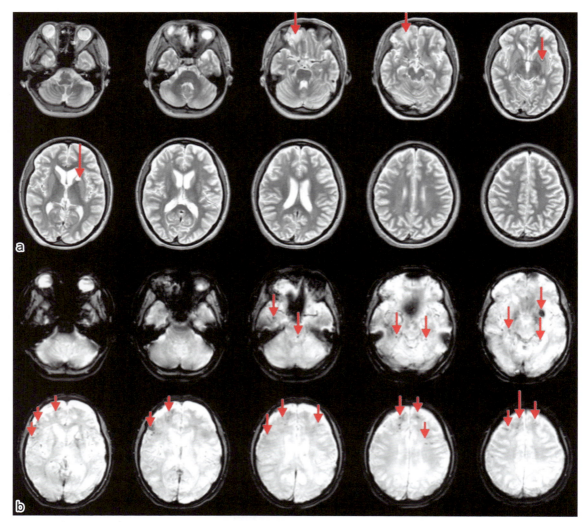

図1 受傷5か月後のT2強調画像ならびにT2＊強調画像
a：T2強調画像．b：T2＊強調画像．
図中の⬇は各脳画像の異常信号域を示している
（文献1より引用）

2 入院時のリハビリテーションの経過

　当院入院時には本症例の意識障害は改善していた．重度の四肢の運動失調を認め，Scale for the assessment and rating of ataxia（以下，SARA）[3]のtotal scoreは19.5，下位項目の下肢scoreは左右共に3であった．明らかな運動麻痺，関節可動域制限は認めなかった．知能の低下，前向性健忘，注意障害等の多様な高次脳機能障害を認めた．ベッド上の動作はすでに自立しており，手摺などを把持すれば立位保持も可能で，口頭で手順を指示すれば移乗動作は可能であった．手摺を用いない立位保持は動揺が大きく，歩行も困難であった．
　入院時の目標設定は監視下で転倒せずに安全に歩行可能となることとした．多様な高次脳機能障害を有しており，複雑な課題あるいは注意の持続を必要とする課題への取り組みは困難で

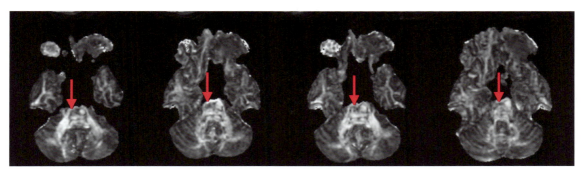

図2 受傷5か月後の脳幹部のFractional Anisotropy（FA）画像
図中の⬇は各脳画像の異常信号域を示している．
（文献1より引用）

あったが，単純な反復課題であれば練習が可能であることが多く，起立練習，立位バランス練習，平行棒や四輪型歩行器を利用した歩行練習を施行した．

3　受傷から15か月時の歩行

　受傷から15か月後のSARAはtotal scoreが13.5，下肢scoreの右が3，左が2であり，右下肢の運動失調の改善はみられなかった．歩行はT字杖を使用し無装具で監視にて可能となった．左下肢には歩行中の顕著な異常所見は観察されなかったが，右立脚期ではIC直後に膝関節が完全伸展位となるETPが出現し，右下腿が十分に前方へ推進せず，体幹および骨盤の前方移動は不十分で（**図3a**）[1]，快適歩行速度は27.04 m/minであった．田代ら[4]は邦人脳卒中片麻痺者の屋外を実用的に歩行するために必要な快適歩行速度は約36 m/minと報告しており，また，Perryら[5]は，脳卒中症例の地域で制約なく活動するために必要な歩行速度は48 m/minであると報告している．本症例の歩行速度は，これらの先行研究で示している実用的な歩行に必要とされる値には達していなかった．なお，右立脚期で膝関節を軽度屈曲位で保持するように指示すると，膝関節の激しい動揺が出現し，すぐにETPへ戻る状態であった．

4　歩容異常の背景

　健常人においては，立脚期で足部を中心に下肢全体が前方回転する倒立振子モデル（Inverted pendulum：以下，IP）を形成することで，効率的な歩行を実現している[6,7]．IPを形成するためには，IC以降に生じる下肢への衝撃をLoading response（以下，LR）で吸収しつつ前方への推進力を得る必要がある[6,7]．ICからLRにかけて，床反力ベクトルは足関節の後方を通過し，足関節底屈モーメントが発生するが，前脛骨筋の活動により底屈モーメントを制御することで足底接地の衝撃を緩衝し，同時に，踵を軸に下腿が前方へ推進していくheel rockerを形成する[8]．膝関節においては，IC時には床反力ベクトルが前方に位置しているが，heel rockerによる下腿の前方推進に伴い膝関節のわずかに後方を通過し，膝関節屈曲モーメントを発生させる．その際，大腿四頭筋の活動により膝関節を約15°屈曲位に保持し，床からの衝撃を緩衝しつつ，大腿を下腿に追従させることで下肢全体が前方へ推進する[8]．このように，IPは下肢の各関節が連動的に働き，システムとして機能することで形成される．

Ⅱ. 回復期から在宅復帰に向けた取り組み事例

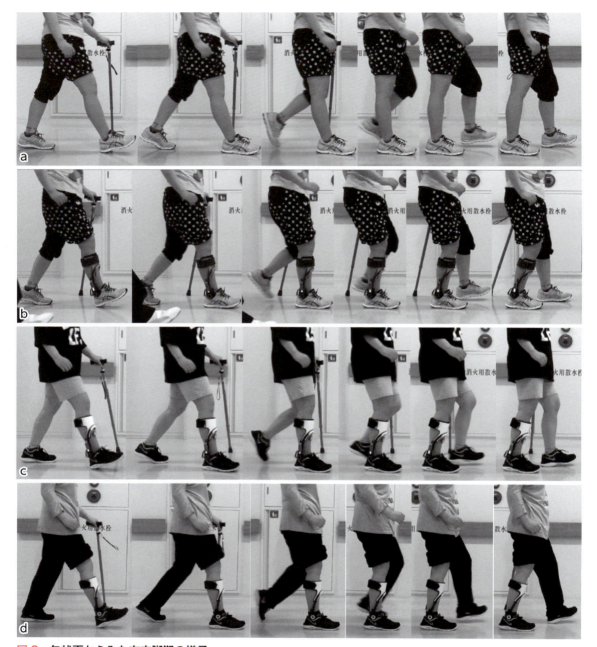

図3 矢状面からみた右立脚期の様子
a：GSD 歩行練習開始時の無装具歩行．
b：GSD 歩行練習開始時の GSD 歩行．
c：GSD 歩行練習開始から4か月時の GSD 歩行．
d：GSD 歩行練習開始から15か月時の GSD 歩行．
GSD：Gait solution design．
（文献1より引用）

　　　　本症例は，運動失調に起因する膝関節の動揺を抑えるために，IC 以降であえて床反力ベクトルを膝関節の前面に通し，膝関節を伸展位にすることで骨性の支持を得る ETP での歩行を選択していると推察した．

装具を用いた理学療法介入

1 装具を用いた歩行練習

本症例の歩容異常としては，右 IC 以降で膝関節を屈曲位で保持しようとすると激しく動揺することから，膝関節の制御不良が問題の中心ではあるが，システムの異常として捉えると，足関節の制御不良による heel rocker の機能不全という問題も同時に生じていると推察した．本症例の歩行能力向上のためには，IC 以降の衝撃を緩衝し前方へ推進するシステムを再構築する必要があり，下肢の多関節制御が要求されることとなる．運動失調は，肢内協調性が障害される病態であり[9-11]，右下肢に重度の運動失調を呈した本症例において，膝関節と足関節を同時に制御することは課題として高難度であると考え，課題難易度の調整を目的に，油圧制動付短下肢装具である Gait solution design（Pacific Supply 社製：以下，GSD）の使用を試みることにした．

この装具は脳卒中片麻痺症例の歩容を改善することを目的に開発されたもので，足継手に搭載したオイルダンパーによる油圧で底屈の制動を調整することが可能であり，rocker 機構を補助する機構が備わっている[12, 13]．本症例の歩行障害は，片麻痺のような筋力低下ではなく運動失調によるものであるが，GSD の装着により rocker 機構の補助が得られ，適切な速度での下腿の前方推進と，床反力ベクトルと膝関節との適切な位置関係の構築がなされれば，膝関節制御という課題が容易になり，歩容の改善が得られる可能性があると考えた．

2 GSD を使用した歩行（以下，GSD 歩行）練習開始後の経過

実際に GSD を使用すると，練習開始から数日で歩容に変化が現れ，ETP から脱却し始めたため，GSD の使用を継続した．LR 時の歩容を観察し油圧を目盛1.5～2で調節し，理学療法士は右立脚期の膝関節を観察しながら，その角度が適切であるかを症例に適宜口頭にて教示した．理学療法は歩行練習，手摺を使用した階段昇降練習を施行した．

歩容および歩行能力の経時的な変化を客観的に評価するために，市販のビデオカメラでの撮影に加え，三次元動作解析装置を使用した快適歩行時の右立脚期の膝関節の角度変化，歩行速度の測定を実施した．図4[1] に示す膝関節角度は，三次元動作解析装置で計測した12周期分の初期接地から立脚中期までの膝関節角度をプロットしたもので，縦軸は関節角度，横軸は初期接地から立脚中期までの時間経過を0から100％で表している．

本症例の歩容が，正常歩行に近似したパターンへと変容しているのかを確認する目的で，20歳代前半の健常女性の快適歩行時の膝関節角度も計測した．健常人の膝関節角度は，IC では約5°屈曲位であり，LR で約15°まで屈曲した後に5°屈曲位へと移行するとされ[8]，我々が計測した健常女性の膝関節角度（図4e）[1] は健常人の典型的な角度変化[8] を示していると思われる．これらの情報を基に，GSD 歩行練習開始後の経過について解説する．

a) GSD 歩行練習開始時（以下，GSD 歩行開始時）

無装具歩行では IC 後に右膝関節は伸展位となり（図3a, 4a）[1]，快適歩行速度（平均値±標準偏差）は24.52±3.36 m/min であった（表1）[1]．

Ⅱ. 回復期から在宅復帰に向けた取り組み事例

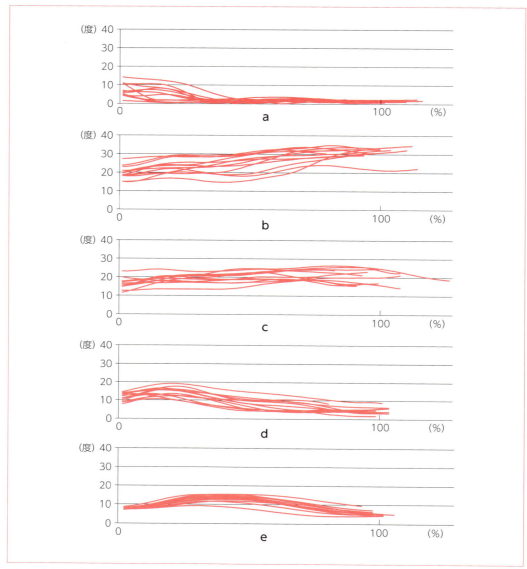

図4 12歩行周期分の右立脚期の膝関節角度
a：GSD歩行練習開始時の無装具歩行．
b：GSD歩行練習開始時のGSD歩行．
c：GSD歩行練習開始から4か月時のGSD歩行．
d：GSD歩行練習開始から15か月時のGSD歩行．
e：健常女性の歩行．
GSD：Gait solution design．
角度は正の値が屈曲を示す．初期接地から立脚中期までの時間経過を0から100％で示す．
（文献1より引用）

　GSD歩行では右膝関節は屈曲位で保持しているが約30°で過屈曲状態（図3b, 4b）[1]であった．快適歩行速度は25.42±3.40 m/minであった（表1）[1]．

b）GSD歩行練習開始から4か月時（以下，GSD歩行4か月時）
　右膝関節角度（図3c, 4c）[1]は約20°屈曲位で推移しており，GSD歩行開始時（図4b）[1]と

98

表1　快適歩行速度の経時的変化

	GSD 歩行開始時		GSD 歩行 4 か月時	GSD 歩行 15 か月時
	無装具歩行	GSD 歩行	GSD 歩行	GSD 歩行
歩行速度（m/min）	24.52±3.36	25.42±3.40	25.94±3.00	37.98±3.20

平均値±標準偏差
GSD 歩行開始時：GSD 歩行練習開始時.
GSD 歩行 4 か月時：GSD 歩行練習開始から 4 か月時.
GSD 歩行 15 か月時：GSD 歩行練習開始から 15 か月時.
GSD：Gait solution design.
（文献 1 より引用）

比較し過屈曲は修正されつつあった．快適歩行速度は25.94±3.00 m/min であった（**表1**）[1]．

　GSD 歩行7か月時より，屋内歩行練習に加え，介助下での屋外歩行練習やT字杖を使用した階段昇降練習も実施するようになった．

c) GSD 歩行練習開始から15か月時（以下，GSD 歩行15か月時）

　GSD 歩行15か月時では，SARA は total score が10，下肢 score の右が3，左が1で，右下肢の運動失調においては変化がなかった．GSD 歩行の右立脚期では，膝関節の適度な屈曲と，下腿の前方推進の増大，体幹および骨盤がより前方へ推進される歩容が観察された（**図3d**）．三次元動作解析装置による計測では，右膝関節は IC 後15° 前後まで屈曲した後，5° 前後の屈曲位へと移行しており（**図4d**）[1]，これは，健常女性の IC 後の推移（**図4e**）[1] と類似していた．快適歩行速度は37.98±3.20 m/min で，田代ら[3] の報告にある実用的な速度に近似した値にまで増大した（**表1**）[1]．

3　おわりに

　本症例の歩容を変化させるためには，立脚期で膝関節を軽度屈曲位で保持するという課題を実行し，膝関節の動揺，過伸展あるいは過屈曲といった運動誤差を基に運動プログラムを修正する過程をより多く経験させる必要があった．重度の運動失調を呈していた本症例にとって，無装具での歩行では課題難易度が高く練習自体が成立しない状況であったが，GSD の装着により足部 rocker 機構を補助することで膝関節制御に対する課題難易度が調整され，目的とした歩行練習を反復することが可能となり，運動学習が促進され，歩容の改善と歩行速度の増大に至ったものと思われた．運動失調の運動療法に併用される短下肢装具は，足関節を固定し，制御すべき関節数を減少させることを目的としたものが用いられることが多い．そして，関節自由度を大幅に減少させた状態でトレーニングを行い，立位バランスや歩行能力を改善させる戦略が一般的に用いられる．しかし，我々が行なった足部可動性を持つ GSD を用いた治療とその後の症例の変化は，運動失調症例の歩行練習に際し，課題難易度を調整する一手段として，足部の動きを制限するもののみならず足部に可動性がある短下肢装具の適応も含めて慎重に検討すべきことを物語っていると思われる．

文献

1）関 崇志ほか：油圧制動付短下肢装具を用いた歩行練習を継続し歩容の異常と歩行速度の改善に至った重度の運動失調を呈した頭部外傷後遺症例. 理学療法学 45：400–409, 2018

2) Uluğ AM, et al：Clinical use of diffusion-tensor imaging for diseases causing neuronal and axonal damage. AJNR Am J Neuroradiol 20：1044-1048, 1999

3) Schmitz-Hübsch T, et al：Scale for the assessment and rating of ataxia：development of a new clinical scale. Neurology 66：1717-1720, 2006

4) 田代英之ほか：慢性期脳卒中者の地域における移動能力と歩行機能および身体活動の関係．理学療法学 41：131-137, 2014

5) Perry J, et al：Classification of walking handicap in the stroke population. Stroke 26：982-989, 1995

6) 山本澄子：正常歩行と片麻痺歩行のバイオメカニクス，脳卒中片麻痺患者に対する歩行リハビリテーション，阿部浩明ほか編，メジカルビュー社，東京，12-27, 2016

7) 田中惣治：歩行の力学的評価，脳卒中片麻痺患者に対する歩行リハビリテーション．阿部浩明ほか編，メジカルビュー社，東京，74-91, 2016

8) Neumann K：歩き方―ヒトの歩容の生理学．観察による歩行分析．月城慶一ほか訳，医学書院，

東京，5-80, 2007

9) Ilg W, et al：The influence of focal cerebellar lesions on the control and adaptation of gait. Brain 131：2913-2927, 2008

10) Ilg W, et al：Gait ataxia-specific cerebellar influences and their rehabilitation. Mov Disord 28：1566-1575, 2013

11) Ataxia UK：Management of the ataxias towards best clinical practice. 3rd ed, 2016, https://pearl.plymouth.ac.uk/bitstream/handle/10026.1/10486/Ataxia_UK_2016_Management_of_the_ataxias_towards_best_clinical.pdf（2018年11月6日閲覧）

12) Yamamoto S, et al：Development of an ankle-foot orthosis with an oil damper. Prosthet Orthot Int 29：209-219, 2005

13) Yamamoto S, et al：Change of rocker function in the gait of stroke patients using an ankle foot orthosis with an oil damper：immediate changes and the short-term effects. Prosthet Orthot Int 35：350-359, 2011

（関　崇志）

13 実践

軽度運動麻痺と麻痺側運動失調が混在した視床出血例

SUMMARY

- 症例は視床出血を発症し，軽度の運動麻痺が生じていた．
- 麻痺側の運動失調やバランス障害，運動機能が比較的高いために生じる過度の代償動作が重複し，姿勢保持や歩行に関するパフォーマンス低下や動作パターンの問題が顕著にみられた．
- 適切な立位アライメントを学習するため，長下肢装具を利用した介入から開始し，適宜使用する装具を変更しながら歩行獲得に至った．
- 運動麻痺と運動失調が併存する病態に対し，装具を使用する介入だけでなく，使用しない介入も取り入れ両立させた．そのことが歩行を獲得しての在宅復帰という結果に寄与したと考えられる一例である．

症例提示

1 回復期までの経過

　60歳代前半の女性．左視床出血．救急搬送先の急性期病院にて保存的に加療された．発症時より顔面を含む右側の片麻痺を呈し，Brunnstrom recovery stage（Br. stage）はⅡ−Ⅱ−Ⅲ（上肢−手指−下肢）であった．また，軽度の失語，全般性注意障害，構音障害を認めた．日常生活自立度（Functional independence measure：FIM）は78/126点で，移乗は4点，実用的移動手段は車椅子介助であったため歩行は1点であった．2病日より理学療法を開始し，37病日に当院回復期リハビリテーション病棟に転入院した．

2 回復期入院時の理学療法評価および介入計画

（1）運動機能評価

　当院入院時には，片麻痺は Br. stage Ⅲ−Ⅲ−Ⅳ（上肢−手指−下肢）まで回復していた．関節可動域制限はなく，Modified ashworth scale（MAS）は0で安静時の筋緊張亢進は認めなかった．

（2）姿勢・動作観察

　座位で下肢随意運動を行うと，膝関節は完全伸展が可能，足関節は内反を伴わずに背屈が可能であった（図1）．しかし立位では，股関節周囲の固定性が乏しく骨盤右回旋・腰椎過前弯を呈し，右膝関節を伸展位で保持することが困難であった（図2a）．裸足歩行は，体幹を軽く支える程度の介助があれば支持，振り出し共に可能であった．だが，立脚期は終始股関節屈曲

Ⅱ．回復期から在宅復帰に向けた取り組み事例

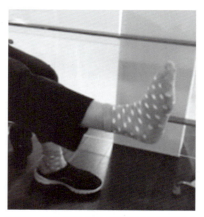
図1　回復期病院入院時の麻痺側（右）下肢の随意運動

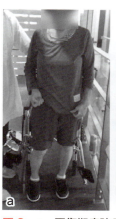
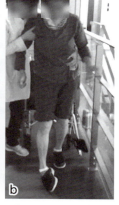
図2　a　回復期病院入院時の立位姿勢
　　　b　同日の裸足歩行

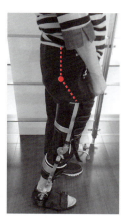
図3　回復期病院入院時のKAFO装着立位姿勢

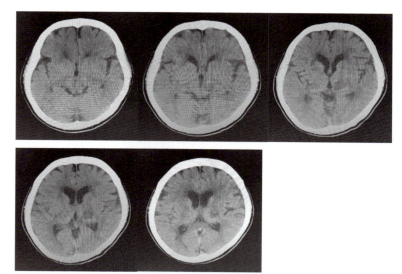
図4　頭部CT画像（回復期入院時：37病日）

位で膝のロッキング（膝関節が急激に伸展位となる現象）を認め，遊脚期は歩幅や振り出し方向のばらつきが大きいことに加え，高度の内反足が出現するため，転倒リスクが高く非効率な歩容であった（図2b）．長下肢装具（Knee ankle foot orthosis：KAFO）を装着すると，手すりを上肢で支持すれば独力で立位保持が可能であったが，麻痺側股関節を中間位に保持することはできなかった（図3）．KAFO装着下の歩行は，麻痺側立脚中期の骨盤帯の急激な後外側への動揺が特徴的であった．そのため，麻痺側股関節は屈曲内転位の支持を呈した．

失語症，構音障害は改善し，院内生活の範囲では理解・表出に大きな問題は生じないまでに至った．しかし注意障害は残存しており，衝動的に動作を開始する様子が度々観察された．また，並行して複数の事象に注意を払うことや，物事を順序立てて実行することが難しかった．

（3）脳画像

回復期病院入院時（37病日）の頭部単純CTを図4に示す．左視床から中脳にかけて，血腫

図5 立脚中期下肢アライメントのイメージ図
（a：症例　b：健常者）

健常歩行では床反力ベクトル（図中矢印）が膝関節軸の後方を通過するが，症例は前方を通過するため膝ロッキングが生じる

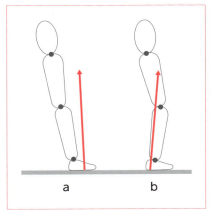

が吸収された後の淡い低吸収域を認める．皮質脊髄路の障害は一部であり，運動麻痺は軽度に留まることが予測できる[1]．ただし，視床外側腹側核，中間腹側核，背内側核，赤核にも損傷が及んでおり，右半身（麻痺側）の運動失調，バランス障害，注意障害やワーキングメモリの低下などの遂行機能障害が出現する可能性もあると考えられた[2]．

　画像所見と臨床所見，年齢や生活歴を踏まえ，回復期病院退院時までに自宅内は裸足歩行，屋外は短下肢装具（Ankle foot orthosis：AFO）とT字杖を使用した歩行を獲得するという目標を立て，それに向けた介入プログラムを立案した．問題点として，①麻痺側下肢随意性は比較的高いが，立位姿勢では股関節周囲の筋活動が不十分であり固定が得られないこと，②歩行中，麻痺側下肢の接地までに適切な筋緊張が準備されず，荷重開始後すぐに股関節の屈曲や骨盤帯の後外側への動揺が出現すること，③運動失調により麻痺側下肢の空間での保持および運動の方向や大きさの調節が困難で，歩行中振り出しのばらつきが大きいこと，④③による接地位置の乱れが中枢部の固定をより困難にしていると考えられること，⑤膝関節は完全伸展が可能なほどの筋力発揮を認めるにもかかわらず，股関節と足関節の位置関係が適切に保たれないため立脚期における下腿前後傾のコントロールが不良でロッキングが生じること（図5），⑥股関節周囲が不安定な状況で姿勢保持や運動遂行のために努力する結果，末梢側の筋緊張が過度に高まり内反足が出現していると考えられること，⑦注意障害のため，杖などの歩行補助具を操作しながらの動作練習が難しいこと，があげられた．

　まずは，走行中の膝・足関節の制御の問題をできるかぎり排除し，股関節周囲の適切な固定を促すことを最優先課題と考えた．また，歩行各相における本来のアライメントを再学習する，内反足を抑えて積極的に荷重刺激を入力する，運動における麻痺側下肢の随意的なコントロールの割合を低減し，過剰な努力を招かない状況で歩行トレーニングの量を担保する，という3つの目的から，まずKAFOを用いて立位および歩行練習を開始することとした[3]．本症例は下肢の運動麻痺が軽度であり，早期にカットダウンが可能であることが見込まれたため，KAFOは施設備品を利用し，カットダウン後に生活用装具としてAFOの作製を検討することとした．

II．回復期から在宅復帰に向けた取り組み事例

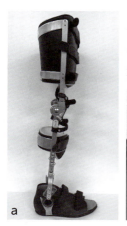
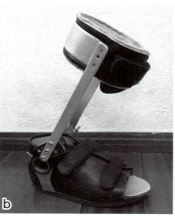
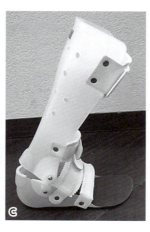
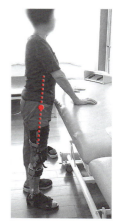

図6　1〜5の時期に使用した装具
a：1・2期に使用したKAFO（膝継手：SPEX　足継手：Gait Solution・ダブルクレンザック）
b：3・4期に使用した金属支柱付AFO（足継手：Gait Solution・ダブルクレンザック）
c：4・5期に使用したプラスチックAFO（足継手：タマラック）

図7　KAFOと昇降式ベッドを利用した立位練習

装具を用いた理学療法介入

　理学療法介入は，症例の機能回復や目的，目標により，次に示す5つの時期別に基本的なプログラムを組み立て実行した．5期それぞれで使用する装具を変更しながら運動療法を進めた（図6a〜c）．

1　運動機能向上を主目的としたKAFO活用期

主な理学療法プログラム（37病日〜53病日：回復期入院〜3週目）
- KAFO（膝継手固定）装着下での静的立位保持
- KAFO（膝継手固定）装着下での動的立位保持
- 立ち上がり
- KAFO装着下（膝継手ロック）での後方介助歩行

　はじめに，股関節周囲の固定性改善のため，KAFOの膝継手をロックして立位保持練習を開始した．特に図7に示す，昇降式ベッドを両手掌で支持することで肩関節に荷重し体幹の安定を図った上で，麻痺側股関節を中間位に保持する課題を集中的に実施した．これにより，図3の時期にみられた骨盤がKAFOの大腿カフ後面に乗りかかる立位姿勢は改善していった．静的に股関節中間位の保持が可能になった後は，自分で股関節を屈曲あるいは伸展させ中間位へ戻す，骨盤帯を左右へ側方移動させ正中位へ戻す，といった動的保持の練習へと進めた．徐々に前述の股関節運動の範囲は拡大し，また屈曲位以外でもある程度固定することが可能となった．麻痺側殿筋群の収縮も触知できるようになった．

　立ち上がり動作は，非麻痺側に依存する傾向にあった．ADLにおいて実施頻度が高い動作であるため，過度の代償がない方法を定着できれば麻痺側下肢の筋活動賦活に有効であると考え，左右対称性を修正した動作方法を重点的に指導した．

並行してKAFO装着下で歩行トレーニングも実施した．当初は歩行補助具を使用せず，理学療法士が症例の後方から密着して介助した．これは，理学療法士が後方に位置することで，①立脚期に後方へ残りやすい骨盤帯を重点的にサポートして股関節屈曲－伸展の交互運動を促し，自動的な歩行の神経機構を意識した2動作前型歩行とする，②補助具の操作により同時課題処理が必要となり課題難易度が上がることを避ける，という2つの条件を満たしながらトレーニングを行うためである[4]．そのため，KAFOは立脚期に骨盤帯を前方へ推進させやすいよう，足継手に下腿前傾を誘導する底屈制動機能を有するものを選択した．膝継手は伸展位に固定して使用した．

約3週間で積極的な介助を要さず立脚期に股関節を伸展させていくことが可能となり，AFOへのカットダウンを進めることとした．

2 AFOへのカットダウン期

主な理学療法プログラム（54病日〜69病日：回復期入院3週目〜5週目）
● KAFO（膝継手屈曲制動／遊動）装着下での歩行
● ステップトレーニング

股関節コントロールの改善を認め，これまで固定して用いていた膝継手を一部屈曲制動が機能するように設定を変更して歩行トレーニングを継続した．これにより，股関節に加えて膝関節も一部，症例自身が適切な角度で保持する必要が生じ，それに伴い再び立脚期の骨盤帯前方推進のタイミングがやや遅れる様子が観察された．そのため徒手的介助を加える，膝継手を伸展位固定の設定に戻すなど対応を変更しながら前方推進を促進し，歩容の修正を図った．

荷重に対する筋活動のタイミングや股関節伸展位のアライメントを学習するため，麻痺側下肢を支持脚としたステップトレーニングも行った．これらをより強調する場合には，階段を利用して麻痺側下肢で支持し非麻痺側下肢を段上に挙上するという方法で実施した．

その後は，まずKAFO膝継手一部屈曲制動から完全遊動，次にKAFO膝継手遊動からAFOと，それぞれ移行期間を設けながら，装具による制御を減じるように仕様変更を進めた．約2週間かけ，AFOへのカットダウンが完了した．しかし，AFO装着歩行においては立脚中期前半に高い頻度で膝のロッキングが出現した．膝のロッキングは骨盤帯が十分に前方へ推進している場面においても観察された．加えて足関節のMAS 0から1へ変化したことや，歩行中の下肢筋電図波形（図8）から，底屈筋が歩行周期を通して持続的に活動しており，立脚中期以降の下腿前傾が阻害されることが膝のロッキングを生じさせる原因であると推測した．よって，その後の運動療法においてはAFOの使用を選択し，底屈筋の遠心性収縮促進などを意識したプログラムを追加した．

この時期は2週目から，操作に過剰な努力を伴わないことを確認した上で四脚杖の使用を開始した．

2 AFO歩行の安定性向上期

主な理学療法プログラム（70病日〜91病日：回復期入院5週目〜8週目）
● 金属支柱付AFO装着下での歩行
● 立脚中〜終期における下腿の筋活動に重点を置いた運動

Ⅱ. 回復期から在宅復帰に向けた取り組み事例

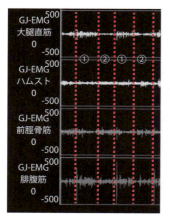

図8 歩行中の下肢筋電図（上から大腿直筋，半腱様筋，前脛骨筋，腓腹筋）

①：立脚期　②遊脚期　腓腹筋に位相の乏しい持続的な波形を認める

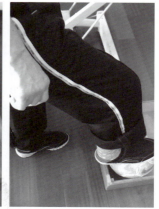

図9 裸足にてボール上に麻痺側足部を乗せて保持・運動する課題

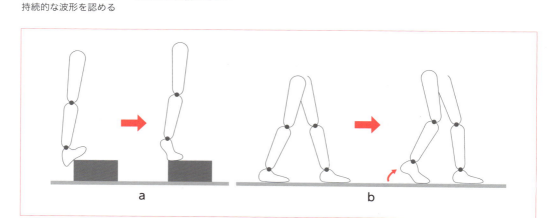

図10 裸足での歩行の事象を強調した練習

a：最大背屈位からの底屈
b：ステップ位での踵離地

　カットダウン完了後，AFO装着下の歩行では，KAFO装着時と比較して振り出しのばらつきが目立つようになった．これは運動失調が顕在化したためと考えた．AFO装着下での歩行量を増やしていくと共に，裸足で非荷重での下肢の保持や各関節の協調的な運動を学習するための課題を導入した．図9はその一例で，麻痺側足部をボールに乗せて静止させる，あるいは前後・左右へ動かすというものである．導入直後は，足を乗せる際にボールを蹴ってしまう，乗せた足が内反してボールが動いてしまう，ボールを動かす範囲のばらつきが大きい，など動作が非常に拙劣であったが，2週間程度でいずれも大幅に改善を認めた．それに伴い，歩行中の足部接地位置の乱れも収束した．

　立脚中期前半の膝のロッキングは歩行の安定性を損ねることに加えて，将来的に背屈制限や反張膝変形に繋がるリスクがあるため，できる限り解消することが重要であると考えた．そのため，下腿を前傾位に保持する，段上で足関節を最大背屈位にしてから底屈する，麻痺側後方のステップ位で背屈位から踵離地するなど（図10），下腿三頭筋の十分な伸張と求心性・遠心

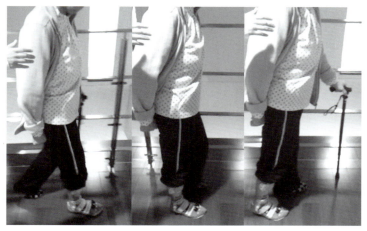

図11 作製した継手付プラスチックAFOとT字杖を使用した歩行

立脚中期以降，股関節中間位〜伸展位となり膝のロッキングも生じていない．

性収縮の切り替えを促す運動課題を重点的に行った．

また，底屈制限機能を有する装具を装着し，膝ロッキングが出現しにくい状態で歩行することが，歩容の修正に有効であり，歩行速度や距離などのパフォーマンス向上にも繋がると考えた．そこで症例および家族に対し，治療用と退院後の生活用装具を兼ねる継手付プラスチックAFOの作製を提案した．しかし機能回復を待って作製を先送りしたいという意向が強く，施設備品の使用を継続した．

4 院内移動手段としての歩行導入期

主な理学療法プログラム（92病日〜134病日：回復期入院8週目〜14週目）
- タマラック継手付プラスチックAFO装着下での歩行
- 継手付プラスチックAFOの作製
- 病棟内でのAFO歩行練習
- 院内ADLにおける移動手段の変更（車椅子から歩行へ）

AFO歩行での膝のロッキングが軽減し安定性が増してきたため，病棟での歩行練習を開始した．症例は神経症の既往があり，習慣的な行動を変えることを好まず，新しい事柄を始める際には強く不安を訴えることが多かった．そのため長期間を要したが，根気強く実際の病棟生活場面での歩行を実践した結果，病棟内の移動手段を車椅子からAFOとT字杖を使用した歩行へと移行することができた．

使用する施設備品もより軽量で連続装着が負担になりにくいプラスチックAFOへと変更した．この時期に再度AFO作製を打診し，了解を得ることができた．タマラック付AFOを作製し，使用を開始した．膝のロッキングはほぼ消失し，このAFOとT字杖での屋内歩行は見守り下で可能であった（図11）．3週目での最大歩行速度（10 m）は15 m/min，Timed up and go test（TUG）は36秒であった．

5 室内裸足歩行および屋外AFO歩行トレーニング期

主な理学療法プログラム（135病日〜171病日：回復期入院14週目〜19週目）

Ⅱ. 回復期から在宅復帰に向けた取り組み事例

● 継手付プラスチック AFO 装着下での屋外歩行

● 外出練習（家族と買い物，外食）

● 室内裸足歩行

病棟でのトイレまでの歩行は自立に至り，それ以上の範囲は見守りにて移動していた．プラスチック AFO での屋外歩行練習を開始し，徐々に距離の延長を図った．装具がプラスチック製になったことで踏み返しがしにくくなり，フットクリアランスが低下しがちであったため，このことを補償するようトゥスプリングがついた靴の選定について助言した．家族との外出も勧め，様々な環境での歩行も経験した．そこで生じた要望や問題点を理学療法介入に反映させ，物の運搬や障害物回避など応用的な歩行練習を実施した．また，室内での裸足歩行練習も行った．

17週目に入り，最大歩行速度（10 m）は19 m /min，TUG は34秒となった．FIM は移乗が6点，歩行が5点，合計113/126点となった．19週目に当初の目標であった自宅退院に至った．

このように，下肢運動麻痺が比較的軽度であることにとらわれず，臨床症状や目的に応じて装具を活用したこと，段階に応じて適宜使用する装具を変更したことが本症例の歩行獲得，在宅復帰に寄与したと考える．

おわりに

装具は本症例のみならず，多くの脳卒中者の理学療法介入における有効なツールであろう．しかし，漫然と関節を固定するために用いるのではなく，時には装具を使用しない運動療法とも組み合わせながら使用の方策に検討を加え続けることが重要である．

引用文献

1) 宮上光祐：視床出血．わかりやすい画像からみた脳卒中リハビリテーション，新興医学出版社，東京，36-41，2013

2) 大村優慈：視床の機能局在．リハに役立つ脳画像，酒向正春監，メジカルビュー社，東京，61-62，2016

3) 増田知子：回復期の歩行トレーニング．脳卒中片麻痺者に対する歩行リハビリテーション．阿部浩明ほか編，メジカルビュー社，東京，121-140，2016

4) 増田知子：歩行を目的とした下肢装具の適応と運動療法への活用．極める！　脳卒中リハビリテーション必須スキル，吉尾雅春総監，阿部浩明ほか監，gene，愛知，48-78，2016

参考文献

• 大畑光司：歩行獲得を目的とした装具療法—長下肢装具の使用とその離脱．PT ジャーナル 51：291-299，2017

• 大畑光司：歩行をどう分析しどう臨床に生かすか．Jpn J Rehabil Med 53：47-53，2016

• 河島則天：大脳皮質．Clin Neurosci 33：750-752，

2015

• Götz-Neumann K：観察による歩行分析．月城慶一ほか訳，医学書院，東京，2005

• 山本澄子ほか：第Ⅰ部 片麻痺者の歩行　8. 関節モーメント．ボディダイナミクス入門 片麻痺者の歩行と短下肢装具，医歯薬出版，東京，64-79，2005

（増田　知子）

14 実践

円背と認知症を伴う高齢脳卒中例に対する下肢装具を用いた歩行トレーニング

SUMMARY

■ 本症例は左視床出血を発症後，12病日に当回復期リハビリテーション病棟へ入院した．開始当初は右片麻痺，半側空間無視，片側身体失認を認め，基本動作や姿勢保持に全介助を要した．理学療法では，初期評価および画像所見の分析をもとに，長下肢装具（Knee ankle foot orthosis：KAFO）を用いた立位，歩行練習を実施した．

■ 立位練習では，アライメントの適正化に主眼を置き，麻痺側下肢への荷重や直立かつ対称的な立位姿勢を促した．そして，姿勢保持の改善と併せて，非麻痺側肢のリーチングやステップなど，より動的な運動課題へ移行した．

■ 歩行練習では，KAFOの膝関節を伸展位で固定した後方介助歩行から開始した．歩行中は，麻痺側の踵接地や円滑な荷重移動，律動性に着目し，それを再現するための介助量は適宜調整した．また，KAFOの膝関節の固定を解除した歩行機会を積極的に設け，膝折れなどの回復状況を随時確認した．その後，本症例は装具がない状態でも踵接地が可能となり，膝折れも認めなかったことから，短下肢装具を使用しない実用歩行練習へ移行した．

■ 実用歩行練習では，手すりを用いた伝い歩き練習から開始した．また，日常場面における活動量の増大と歩行能力の汎化を目的に，病棟スタッフに対して手引き歩行を依頼した．その後，理学療法においては，四輪歩行車を用いた歩行練習へ移行し，約100病日には見守りレベルの四輪歩行車歩行を獲得することができた．

症例提示

1 左視床出血，80歳代，女性

　入所する特別養護老人ホームで倒れているところを発見，救急搬送となる．搬送先の急性期病院で左視床出血（推定血腫量：6 ml）の診断を受け，保存的治療が施された．その後，血腫の増大や症状の進行はなく，病状が安定した12病日に当回復期リハビリテーション病棟へ入院した．

　既往歴の両側股関節全置換術と腰椎圧迫骨折により，病前から四輪歩行車を利用していたが，日常生活動作は自立していた．入所施設のスタッフからは，「認知症を有していたが生活に支障はなかった」との情報を聴取した．

II. 回復期から在宅復帰に向けた取り組み事例

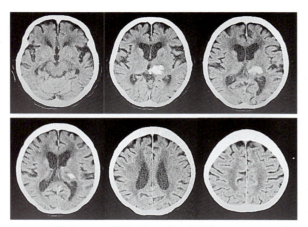

図1 入院時のCT画像（12病日撮像）

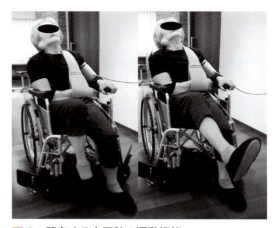

図2 残存する右下肢の運動機能
掛け声に合わせて両下肢の交互運動が可能であった．

2 画像所見

　入院時に撮像したComputed tomography（CT）画像を図1に示す．視床出血による血腫は，視床後部の腹側を中心に観察され，一部は内包後脚への進展を認めた．また，血腫の周囲には浮腫と考えられる低吸収域があり，背側の視床後部や外側の大脳基底核に及ぶ病変の拡がりが認められた．

　その他，脳室周囲や皮質下深部の低吸収域は，慢性虚血性変化による大脳白質病変と考えられ，病前から白質線維を介した大脳内のネットワークの障害が既存していたと推察された．

3 初期評価

　入院当初は傾眠であることが多かったが，日常的な意思疎通は可能であり，失語症は認めなかった．しかし，発病による認知機能の障害，もしくは認知症の進行を疑わせるような理解力の低下があり，正規の方法に準じた評価に難渋した．運動麻痺としては，上肢優位の右片麻痺を認めた．上肢，下肢ともに指示に対する随意運動は困難であったが，下肢は「イチニ，イチニ…」という掛け声に合わせて両下肢の交互運動が可能であり，Brunnstrom stageはI−I−Ⅲ（上肢−手指−下肢）と推定した（図2）．また，右側からの聴覚，触覚的刺激に対する無反応や反応の遅れを認めた．加えて，臥位や車椅子座位では，右上肢を無視するような姿勢をとることが多く，右半身の位置を問うても正確に回答することができなかったことから，右半側空間無視と片側身体失認の存在が疑われた．その他，重度の認知症（MMSE：11/30）と中等度の円背（円背率：16.0，Milneの式[1]）を認めた．

　寝返りや起き上がりを含めた基本動作や姿勢保持は，いずれも全介助レベルであった．座位では，後方への突っ張りを伴う易転倒性を認め，右下腿は絶えず後方へ引き込み，膝関節を屈曲している状態にあった（図3a）．また，介助による立ち上がりに際しては，右下肢の荷重支持が困難であり，動作を続行した場合は，右膝関節が過度に屈曲することによって足底が床から離れ，左下肢のみで立つような姿勢を呈した（図3b）．そして座位と同様，立位においても後方への突っ張りを認めた．なお，座位および立位ともに，姿勢の崩れに対する認識はあるも

110

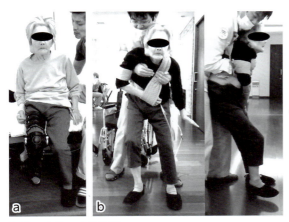

図3 座位,立位姿勢

座位,立位ともに姿勢保持には全介助を要し,後方への突っ張りと右膝関節の過屈曲を認めた.

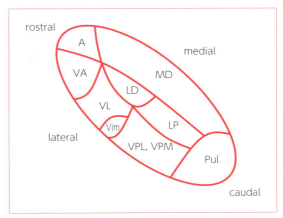

図4 視床の概略図(上外方からみた左視床)

A:前核,MD:背内側核,VA:前腹側核,LD:背外側核
VL:外側腹側核,Vim:中間腹側核,LP:後外側核
VPL:後外側腹側核,VPM:後内側腹側核,Pul:視床枕核

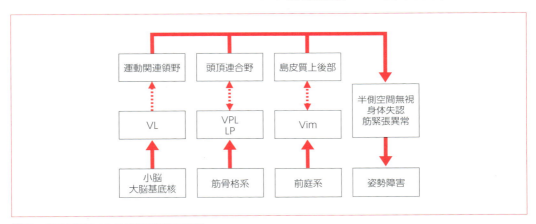

図5 視床病変による姿勢障害の発現

VL:外側腹側核,VPL:後外側腹側核
LP:後外側核,Vim:中間腹側核

のの,その崩れに対する姿勢の自己修正,立ち直り反応は観察されなかった.

4 障害像の解釈

　画像所見と初期評価を照合すると,下肢の運動機能は残存,上肢と比較し下肢機能は回復する可能性が高いと考えられた.他方,主たる問題点としては,右半側空間無視や片側身体失認に加え,座位や立位時における非合理的な姿勢異常があげられた.これらは,頭頂葉と密接な関係にある視床後部の後外側腹側核と後外側核の損傷に起因して生じたものではないかと推察した(図4).特に,前者は筋骨格系からの感覚情報を頭頂葉へ中継し,後者は頭頂連合野や帯状回との相互作用を通して身体内外の高次な認知に関わっており[2],これらが上述の問題点を生起させた主原因であると考えた(図5).また,前庭系からの感覚情報を中継する中間腹側核は,姿勢の垂直定位に関与する.本症例の認識する垂直軸が歪曲しているか否かは不明であるが,中間腹側核の損傷を考慮すると姿勢障害との関連が想定される.さらに,前方に位置

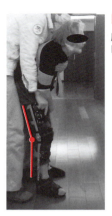

図6 KAFOを使用した立位姿勢
膝継手（ダイアルロック）：10〜5°屈曲位
円背を考慮した柔和な姿勢矯正

する外側腹側核は，運動関連領野－小脳，大脳基底核ループの構成要素として，運動出力の制御に関与している．そのため，座位や立位時に認めた右膝関節の過屈曲は，姿勢や動作に伴う筋緊張異常と捉えられ，運動麻痺とは異なる運動制御系の障害を併存しているものと推察した．

　姿勢障害の改善や歩行能力の向上を主目標とする場合，下肢機能の回復が見込まれる点は肯定的な要素である．一方では，病前から大脳白質病変が存在していたことを考慮すれば，元来の認知症は大脳内のネットワークの障害が関連したものと推察され，理学療法の学習においても，負の影響を与える可能性が懸念された．

装具を用いた理学療法介入

1　装具を用いる目的

　本症例における装具の意義を頭頂葉の機能から考察する．頭頂葉は運動関連領野との機能連結を介して[3]，身体状況や周辺環境に応じた運動方略の計画に関与する．本症例の主病変は視床であり，頭頂葉に直接的な損傷はない．しかし，頭頂葉と密接な関係をもつ視床後部が損傷したことによって，頭頂葉は本来の機能を発揮できない状況にあると解される．逆説的にいえば，視床後部から頭頂葉に対する適切な感覚情報を補完できれば，頭頂葉は本来の機能を再生する可能性があるのではないかと考えた．

　ここで筆者が述べる「頭頂葉に対する適切な感覚情報を補完する」とは，姿勢や動作時のアライメントを適正化することを意味する．麻痺側の足底が床から離れた立位では，非麻痺側身体による姿勢の偏向を助長する一方であり，姿勢の垂直定位を再学習することも困難であろう．アライメントの適正化には，両下肢を接地した立位と麻痺側下肢への荷重が重要であり，それを実現するために立位，歩行練習ではKAFOを使用する．換言すると，装具を用いる目的は，直立かつ対称的な立位姿勢を活動環境として提供することにある．しかしながら，姿勢の特徴は個々によって様々であり，闇雲に姿勢の直立位や対称性は強制すべきではない．特に，本症例の円背は考慮すべき重要な点である．したがって，KAFOの膝継手（ダイアルロック）は10〜5°屈曲位に設定し，理学療法士による姿勢矯正も柔和な対応とした（図6）．

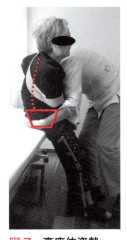

図7　高座位姿勢

高座位は骨盤，体幹が直立位になりやすく，KAFOを利用することで不安感は軽減する．

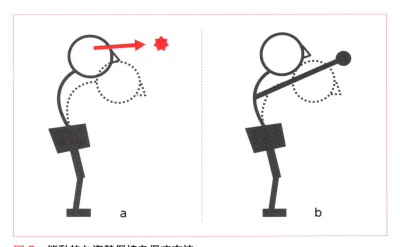

図8　能動的な姿勢保持を促す方法

a：視覚的な注意の利用，b：前上方へのリーチング

2　装具を用いた治療の実際と介入のポイント

a) 高座位から立位へ

　本症例に限らず，臥位あるいは座位から急激に立位へと姿勢を変換する際には，恐怖心や混乱を招くことがある．そうした心理的な緊張は，非麻痺側肢による過剰努力を生じさせ，姿勢をより不安定にする．このような事象を回避するためには，姿勢変換の段階性を配慮する．特に，座位と立位の中間にあたる高座位は，恐怖心や混乱が軽減しやすい．加えて，高座位は骨盤が直立位になりやすく，症例は体幹（頸部も含む）の直立位保持に専念することができる．しかし高座位においても，高低の面では座位より不安感を助長するのも事実であり，症例は「前方へ滑り落ちる」と不安を訴えることがある．その場合は，KAFOを用いて膝関節を伸展位に固定すると，両下肢が支えとなり，不安感は軽減しやすい．実際に，本症例は座位より高座位の方が体幹，骨盤の直立位保持が容易であり，後方への突っ張りもなく，姿勢の自己保持が可能であった（図7）．

b) 静的，動的立位の保持

　高座位が安定して可能となれば，KAFOを用いた立位へ移行する．本症例は，立位への移行後も心理的な緊張や姿勢の不安定さを認めたため，理学療法士が後方より補助を加えて頸部，体幹の保持を促した．高座位と同様，立位でも直立姿勢の再建を目指すべきであるが，本症例は中等度の円背を有するため，ある程度の体幹前屈は許容する必要があった．また，能動的な姿勢保持を求める際には，前方に関心を引く対象（人，物，景色）を設置して視覚的な注意を先行させる（図8a），あるいは前上方へのリーチング（図8b）など，副次的な課題を併用した．

　頸部，体幹の保持が可能となれば，左右への重心移動を通して，麻痺側下肢の荷重に対する支持性を強化する．左右への重心移動は，他動的より自発的であることが望ましい．しかし，

Ⅱ．回復期から在宅復帰に向けた取り組み事例

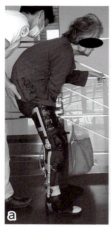 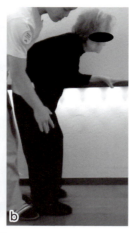 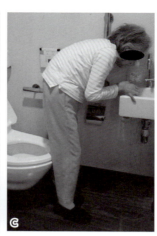 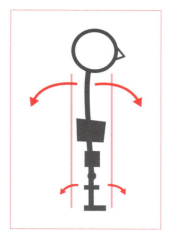

図9　立位能力の変化
a：静的な立位保持課題（KAFOあり）：53病日
b：持続的な立位保持（KAFOなし）：58病日
c：トイレ内での立位保持（KAFOなし）：100病日

図10　足継手固定による姿勢への影響

足継手の固定は足関節を支点とした前後方向への自由度を制限する．背屈を制限すると前方，底屈を制限すると後方への不安定さを軽減できる．

　本症例は単純な重心移動でも，課題指示や身体状況に対する理解力の低下によって遂行が困難であったため，自動介助的な重心移動を反復した．自動介助的な重心移動でも，抗重力筋（大殿筋，中殿筋，大腿四頭筋，下腿三頭筋）の筋活動は触知することができた．前後方向への不安定さに対しては，非麻痺側上肢による支持物の把持を介して制御を促した（図9a）．静的な立位保持課題に限定する場合，KAFOの足継手の可動性を固定する手段がある．足継手の固定は，足関節を支点とした前後方向（底背屈方向）への自由度を制限する（図10）．そのことが課題難易度の調整として役立ち，本症例では立位保持を学習するきっかけとして有益であった．前後方向への不安定さが改善してからは，荷重に対する支持性の強化を目的に，非麻痺側ステップなど，動的な運動課題を適宜追加した．

　結果として，立位における後方への突っ張り，右膝関節の過屈曲によって足底接地が困難な状態は，約50病日で消失した．同時に，KAFOを介さずとも持続的な立位保持が可能となった（図9b）．病棟での排泄動作時には，下衣着脱時に自発的な立位保持を促すよう病棟スタッフに周知し，日常生活における立位能力の汎化を目指した（図9c）．

c）装具歩行

　障害像の解釈で述べた通り，下肢の運動機能は残存している可能性が高く，立位および歩行能力を回復させるためには，「適切な感覚情報の補完」が必要であると考察した．装具を使用して行う歩行練習（以下，装具歩行）によって得られる感覚入力は，量的，質的にも重要であり，本症例の介入では最も時間を費やした．

　まずは，KAFOの膝関節を症例が立位保持する上で支障にならない程度の伸展位で固定した後方介助の装具歩行から開始した．ここで重要視したことは，麻痺側の踵接地，円滑な荷重移動をいかに装具歩行の中で再現するかであり，加えて，律動的なリズム感のある歩行[4]となるよう注意した．これらは，感覚入力の質的な要素として極めて重要と考えている．本症例は，

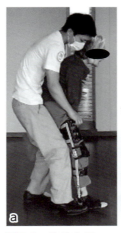 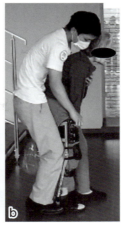

図11　装具歩行
a：麻痺側下肢の振り出しは介助で行う（遊脚後期〜立脚初期）
b：密着して骨盤の後退を防ぎ，重心の前方移動を補助する（立脚中期）

　歩行リズムに同調した麻痺側下肢の随意的な振り出しが困難であり，症例自身の努力に依拠する歩行では，麻痺側の踵接地や円滑な荷重移動，律動性は確保できなかった．「適切な感覚情報」に徹する場合は，それらの再現を優先し，歩行中の麻痺側下肢の振り出しは介助で行う（図11a）．もし，経過の中で一定の振り出しが確認できれば，振り出すための介助量は減じていく．運動機能が残存している症例では，比較的早期に安定的な振り出しが可能になることが多く，過介助にならないよう注意が必要である．本症例も開始数日後には，歩行リズムに同調した振り出しが可能となった．しかし，振り出しの精度は時によってばらつきを認めたため，状況をみて介助量は調節した．また，立脚相の重心移動に対しても丁寧な対応を行う．本症例は，麻痺側立脚初期から荷重応答期に骨盤が後退しやすく，重心が後方に残存する傾向にあった．その場合，後方に密着する理学療法士は，自身の骨盤を症例の骨盤にあてがうようにして後退を防ぎ，重心の前方移動を補助する（図11b）．加えて，症例に非麻痺側下肢を大きく振り出すよう指示すると，結果として重心の前方移動を促すことにもなる．本症例は，円背の影響により積極的な前型歩行は遂行できなかったが，上述の注意点は，装具歩行の実施において他の症例にも共通するポイントといえる．
　さらに，KAFOの膝関節を伸展位に固定する膝ロックは，適宜解除するよう心掛けるべきである．不要な膝ロックは，自発的な歩行制御の学習や支持脚としての強化を阻害する側面があり，膝ロックを解除しての歩行機会は評価としても重要である．本症例の場合，膝ロックを解除した歩行機会は開始時より積極的に設けた．当初は，立脚相で容易に膝折れを呈し，歩行に要する介助量も大きかった．しかし，理学療法士は症例を抱えるようにして荷重量を調整（免荷）し，いたずらに膝折れが生じないようにしながら，支持脚としての荷重経験を重ねることに注力した．症例自身が支持するタイミングを学習してからは，可及的早期に荷重支持が可能となり介助量は軽減，60病日には膝折れが消失した．KAFOの膝ロックによる支持性とは「機械的な支え」であり，症例自身が発揮すべき「踏ん張り，支え」とは異なる．極端な例をあげ

Ⅱ. 回復期から在宅復帰に向けた取り組み事例

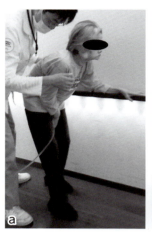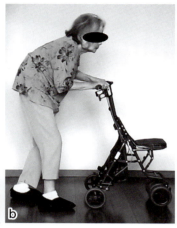

図12　実用歩行までの経過
a：手すり伝い歩行（60病日），b：四輪歩行車歩行（104病日）

ると，随意性や支持性が全くない症例でも，KAFOの膝ロックによって膝関節を固定すれば，膝折れを回避しながら歩行することはできる．しかし，KAFOのカットダウンや平地歩行に限らない実用歩行を目指す場合，症例自身による支持性の獲得は不可欠である．つまり，回復過程であってもKAFOの膝ロックに依存させないことが肝要なのである．「膝折れがある場合は膝ロックを用いる」という考え方は，臨床の経験に照らせば妥当といえる．しかし，「自らの力で自重を支持する経験」を早期から提供することも，運動学習の観点からは重要である．概括すると，意図的な膝折れや荷重経験の蓄積は，KAFOを脱却するための戦略的一助になると捉えられ，膝ロックを適宜解除することは，装具歩行において有効なオプションになると考えられる．

d) 実用歩行

　KAFOの膝ロックを解除しても安定的な後方介助歩行が可能となれば，支持物を用いた自発歩行へ移行する．本症例の場合，装具のない状態でも踵接地が可能であり，立脚相の膝折れや反張膝も認めなかったことから，短下肢装具（Ankle-foot orthosis：以下，AFO）を使用しない歩行課題へ進めることとした．一般的に装具の使用条件は，「KAFOからAFO，AFOから装具なし」という一方向的な工程を進むことが多い．しかし，そのような工程は慣例でなく，歩行状態や装具の効果を踏まえて使用条件を検討する必要がある．具体的に，AFOに期待する効果としては踵接地の確実性があり，次いで荷重応答期における下腿の前傾や膝関節の安定性があげられる．本症例では，歩行観察においてこれらの条件を満たしたものと判断したため，AFOは経由せず，装具を使用しない歩行練習へと移行した．

　自発歩行としては，手すりを用いた伝い歩き練習から開始した（図12a）．円背の影響を含む，歩行中の後方への不安定さに対しては，介助を提供しつつ，自己で制御することを徹底して求めた．歩行練習の中だけで不安定さに対する制御の学習が困難であれば，再度，立位保持課題において念入りに練習する．後方への不安定さが払拭できてからは，前方からの腋窩介助や前腕支持による手引き歩行練習を取り入れた．本症例の場合，理学療法以外の時間は臥床してい

116

ることが多く，歩行能力の向上に反して活動量は減少したままであった．そこで，日常場面における活動量の増大と歩行能力の汎化を目的に，病棟スタッフに対してはケア時に手引き歩行で移動することを依頼した．これらの取り組みは，本症例の歩行に対する自主性を引き出すことに効果的であったと考える．また同時期，理学療法の歩行練習は四輪歩行車歩行へ完全移行し，約100病日には，見守りレベルの四輪歩行車歩行を獲得することができた（図12b）．施設に再入所するための期間的制約により，最終目標である自立レベルには達しなかったが，施設側には歩行練習の継続を依頼し，本症例の回復期リハビリテーションを終了した．

おわりに

　理学療法において装具を使用する目的は様々である．調節可能な支持性と可動性を有するKAFOは，その仕様からも治療的な色彩が強く，運動麻痺や感覚障害，高次脳機能障害など活用の幅は多岐にわたる．本症例では，頭頂葉に対する適切な感覚情報の補完を目的に，KAFOを使用した．KAFOのメインユーザーであるセラピストは，KAFOが脊髄や大脳といった中枢神経系にアプローチできる可能性をもつことを深く考察し，KAFOの治療的根拠を一層明確にしていく必要がある．

文献

1) Milne JS, et al：Age effects in kyphosis and lordosis in adults. Ann Hum Biol 1：327-337, 1974
2) Schmahmann JD：Vascular syndromes of the thalamus. Stroke 34：2264-2278, 2003
3) Makris N, et al：Segmentation of subcomponents within the superior longitudinal fascicle in humans：A quantitative, in vivo, DT-MRI study. Cereb Cortex 15：854-869, 2005
4) Thaut MH, et al：Rhythmic facilitation of gait training in hemiparetic stroke rehabilitation. J Neurol Sci 151：207-212, 1997

（田村　哲也）

15 実践

右麻痺を呈した全盲の症例に対する装具を用いた歩行トレーニングと在宅復帰に向けた取り組み

SUMMARY

■ 3年前より全盲，今回，左内包後脚梗塞を発症し，日常生活動作（Activities of daily living：ADL）の全てに介助が必要な状態であった症例に対して，日中は独りで生活ができるよう，歩行でのADL自立を目標に介入を行った．

■ 内包後脚損傷による中等度の運動麻痺，ならびに前庭迷路系・体性感覚系障害に起因すると思われる姿勢定位障害がみられた．そして，大脳小脳運動ループの障害，皮質橋網様体脊髄路損傷による同側体幹股関節周囲の固定性低下も推測された．加えて，大腿骨頸部骨折の既往による右股関節の固定性低下と，全盲による予測的姿勢制御（Anticipatory postural adjustment：APA）の障害も予測された．長下肢装具（Knee ankle foot orthosis：KAFO）の使用によって律動的で定常的な連続歩行を保障し，姿勢定位の再学習や抗重力筋・APAの賦活を目的に介入した．

■ 早期から手すりを使用し，介助方法を工夫した上で連続歩行を行い，ボディイメージの再構築と，自覚的触覚的垂直判断やダイナミックタッチを利用した能動的な歩行制御の学習を促した．

■ semi-KAFOは股関節の支持性の評価や，反張膝や膝折れを予防しながら大腿四頭筋の運動学習を可能にする．症例に対してsemi-KAFOを使用とし，徒手介助を加え荷重アライメントを修正し，立脚期における前額面の股関節の固定性と矢状面での膝関節のコントロールを学習できるよう促し，膝関節内反・脛骨外旋を伴う側方動揺（Lateral thrust）や足部内反の軽減が得られた．

■ 自宅復帰に向け，自室内動作の自立を目指し，排泄動作やそれに伴う移動動作を直接練習し自室内動作自立に至った．

症例提示

2014年に左内包後脚のラクナ梗塞を発症した，70代女性．発症時は呂律困難と右上下肢脱力，意識障害（Japan coma scale：3）がみられた．経静脈血栓溶解療法（t-PA療法）が行われたが症状の改善がなく，徐々に右上下肢の麻痺が進行したため，その後は抗血小板薬による内服加療がなされた．11病日のMRI画像（図1）[1]では左内包後脚に新規梗塞と，右小脳半球に陳旧性梗塞をみとめた．

発症翌日より理学療法が開始され，初期評価ではBrunnstrom recovery stage（Br. stage）はⅡ–Ⅰ–Ⅰ（上肢–手指–下肢）で，感覚障害も伴っていた．

17病日に当院へ入院し，回復期リハビリテーション病棟でのリハビリテーション（リハ）が開始された．入院時は意識清明でBr.stgaeはⅡ–Ⅱ–Ⅲ，座位・立位ではlistingがみられ，Scale for contraversive pushing（SCP）：2（座位0.75，立位1.25）であった．表在感覚は

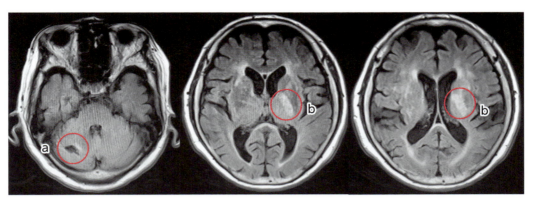

図1　MRI画像（11病日）
a：小脳半球の陳旧性梗塞
b：内包後脚の新規梗塞
（文献1より引用）

　足底が中等度鈍麻，深部感覚が軽度鈍麻で，足関節の Modfied ashworth scale（MAS）：2，Deep tendon reflex（DTR）：2+，背屈−5°の可動域制限があった．Stroke impairment assessment set（SIAS）は27（Hip flexion：1，Knee extension：1，Foot Pat：0）であった．Functional independence measure（FIM）は61点（運動28，認知33）で，全てのADLに中等度～最大介助を必要とし，歩行は困難であった．また，片脚立位は左右共に不可であった．認知面では日常生活に大きな支障はないものの，軽度の感情失禁や記銘力低下があった．既往歴として，3年前に網膜色素変性症により全盲となり，1年前には右大腿骨頸部骨折のためγネイル法による骨接合術を施行されていた．進行期の両膝変形性膝関節症（膝 Osteoarthritis：OA）も合併していたが，発症前は自宅内伝い歩きにて ADL は自立していた．

　入院後の経過を**図2**[1)]に示す．入院翌日にブレースカンファレンスを実施し，1週間後に大腿カフが取りはずせ，semi-KAFO に移行可能なセパレートタイプの KAFO（膝継手：リングロック，足継手：ダブルクレンザック・Gait solution）を作製した．開始時から立位・歩行で非麻痺側下肢の外転接地がみられ，後方介助歩行では非麻痺側立脚期に麻痺側へ押し返す抵抗感があった．そのため，直線の手すりと側方介助による歩行練習を主体に取り組み，3週間経過時には外転接地が消失した．1か月以降に支持物を手すりから Q-cane へ，KAFO から semi-KAFO へ変更した．膝継手のロック解除や短下肢装具（Ankle foot orthosis：AFO）を併用し評価していたが，立脚初期から中期にみられる麻痺側股関節屈曲・内転位（骨盤sway）と膝関節内反・脛骨外旋を伴う側方動揺（Lateral thrust）がみられたため，semi-KAFO での歩行量を増加させた．3.5か月で AFO に両側支柱付きの膝サポーターと外側ウェッジインソールを使用し，3動作前型歩行が見守りで可能となったが，toe clearance 低下は残存していた．4か月から裸足や靴での歩行と居室内での動作練習を開始し，4.5か月で靴と Q-cane を使用した自室内歩行が自立，5か月で自宅退院に至った．

　退院時には Br. stage：Ⅲ−Ⅲ−Ⅳ，SCP：0，表在・深部感覚はほぼ正常，足関節は MAS1+と DTR2+，背屈5°へ改善し，SIAS：41（3，3，2），FIM 107点（74，33）となった．装具療法の経過を次項に述べる．

Ⅱ. 回復期から在宅復帰に向けた取り組み事例

	入院時（1週間）	1か月	3か月	4か月	退院前（4.5か月）
装具	KAFO	semi-KAFO	AFO or 裸足 膝サポーター	AFO or 靴	靴
形態	2動作前型（手すり）	→	3動作前型（Q-cane）→		→
介助・環境	手すり＋側方介助（理学療法士が麻痺側に密着）Swing全介助	→ 手すり orQ-cane 骨盤帯介助 IC接地位置介助	→ 見守り 方向のみ口頭指示	居室内や方向転換中心の環境へ変更	実生活環境主体 自宅内練習
内容	歩行時listing（＋）➡垂直位感覚入力 股外転接地修正 左weight shift誘導 ➡網様体脊髄路賦活	AFOでは骨盤sway残存（FF障害・頸部骨折既往・膝OA）➡semi-KAFOで股関節周囲の固定性強化	膝関節lateral thrustとtoe clearance低下の残存 ➡裸足歩行で随意的なHC	直線歩行→曲線歩行 ➡より随意性が必要な歩行練習 靴移行を評価	外部環境への適応練習 ➡自覚的触覚的垂直位（SHV）・ダイナミックタッチを用いた歩行制御 手順・道順の習熟
ADL	移乗：全介助 → 見守り → 自立 移動：車椅子介助 排泄：部分介助 → 見守り →			居室内歩行見守り 自立	居室内の歩行含め ADL自立

図2 当院入院後の経過とアプローチ

KAFO：Knee ankle foot orthosis　　AFO：Ankle foot orthosis　　IC：Initial contact
骨盤sway：骨盤側方動揺 FF：Feed forward
SHV：自覚的触覚的垂直判断（Subject haptical verticality）

（文献1より引用）

装具を用いた理学療法介入

1 KAFO作製が有効と判断した背景

　KAFOは治療用装具として脳卒中症例に使用することで，覚醒の向上や廃用症候群の予防，姿勢定位障害の改善，歩行能力の獲得などに効果があるとされる[2]．一方で理学療法士は，早期からKAFOの有効性を個々の症例に対して根拠を持って提案し，戦略を持って使用することが求められる．本症例に対しKAFOが有効であったと判断した背景を以下に示す．

a) 内包後脚損傷に対する治療的介入の有効性について

　内包後脚は穿通枝である前脈絡叢動脈から栄養されており，前脈絡叢動脈閉塞では，内包後脚のみならず淡蒼球や海馬・偏桃体の一部まで損傷が及ぶ可能性がある．

　図3[2]は内包に局在する上下行性の神経線維である．後脚には上肢〜下肢までの皮質脊髄路の内側に，運動前野・補足運動野から並行して下降する皮質橋網様体路が存在する．また，後脚には視床の前腹側核（VA）・外側腹側核（VL）・後外側核（PL）・中間腹側核（Vim）・後外側腹側核（VPL）から皮質へ連絡する視床放線があり，最後方には側頭・頭頂・後頭橋路が

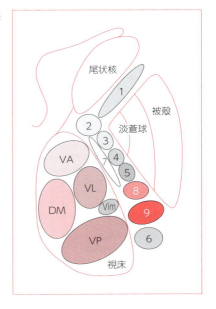

図3　内包の上下行線維と視床の関係
① 前頭橋路
② 皮質延髄路
③ 皮質脊髄路（上肢）
④ 皮質脊髄路（体幹）
⑤ 皮質脊髄路（下肢）
⑥ 側頭・頭頂・後頭橋路
⑦ 皮質橋網様体路
⑧ 皮質延髄網様体路
⑨ 視床放線（主に Vim・VPL）
（文献 2 より引用改変）

存在する．これらから右上下肢の随意運動の低下だけでなく，VL から上行する大脳小脳運動ループの損傷による feed forward 障害が生じる．そのため歩行の振り出しで下肢のコントロールに介助を要し，麻痺側の立脚移行時の不安定性から MSt（Mid stance：立脚中期）に骨盤 sway がみられたと推測した．また非麻痺側の体幹・股関節の APA に関与する皮質橋網様体路が障害され，左片脚立位が困難になったものと考えた．さらに，VA・VL など基底核筋骨格系ループの線維損傷による足部の筋緊張亢進，VPL・Vim・PL からの線維損傷によって体性感覚障害・前庭迷路系障害および姿勢定位障害が生じていると推察した．一方，ポジティブな側面として，皮質間での連絡線維は保たれていること，陳旧性小脳梗塞による著明な小脳性認知情動症候群（Cerebellar cognitive affective syndrome：CCAS）がみられないことは，学習に有利と考えられた．これらの点を踏まえ，KAFO を使用することによって，姿勢アライメントを整えた立位・歩行の質と練習量を保ち，①足関節の筋緊張コントロールと可動性を確保すること，②正中位での活動を通した体性感覚・前庭覚入力から，姿勢定位の再学習を図ること，③麻痺側抗重力筋を賦活し，非麻痺側の APA 再学習が有効な治療的介入ではないかと考えた．

b）全盲に対する治療的介入の有効性について

ヒトは視覚系・前庭系・体性感覚系から統合された身体像をもとに，姿勢を定位している．全盲である症例は，発症前までその判断基準を，自覚的視覚的垂直判断（Subject visual verticality：SVV）以外の自覚的姿勢的垂直判断（Subject postural verticality：SPV）や自覚的触覚的垂直判断（Subject haptical verticality：SHV）に委ねてきたものと推察する．そのため前述した前庭系・体性感覚系の破綻により，一時的に姿勢定位障害が生じたとも考えられる．また，通常視覚入力から外乱を予測し APA が生じるが，視覚情報が得られないことで立位での作業や歩行の安定性・安全性に不利なことが予測できる．更に背側視覚経路による空間・運動のイメージや，腹側視覚経路による物体の認知も困難となり，それら全ての認知方法

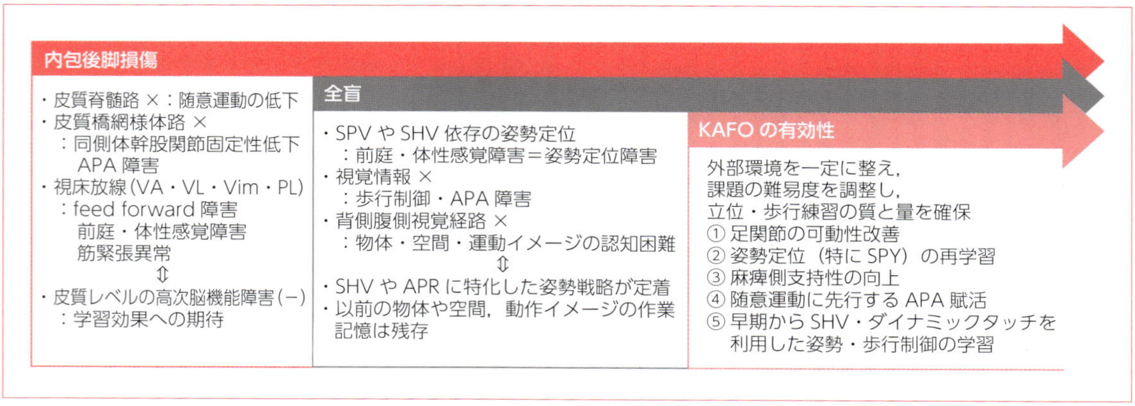

Ⅱ. 回復期から在宅復帰に向けた取り組み事例

図4　神経学的考察からのみた KAFO の有効性

VA：前腹側核　　VL：外側腹側核　　PL：後外側核　　Vim：中間腹側核　　VPL：後外側腹側核
SPV：自覚的姿勢的垂直判断（Subject postural verticality）
SHV：自覚的触覚的垂直判断（Subject haptical verticality）
APA：予測的姿勢制御（Anticipatory postural adjustment）
APR：自動的姿勢反応（Automatic postural response）

が前庭感覚・体性感覚・聴覚などの情報に頼るかたちになる．一方で，全盲となる以前に蓄積された物体・空間の記憶や運動イメージといった作業記憶は残存している．つまり，動作環境の把握や使用したことのない物品の操作，新しい動作の獲得を行うためには，如何に過去の作業記憶と関連づけた体性感覚・聴覚情報を選択し入力するかが重要と考えられる．早期からのKAFO の使用は，抗重力姿勢における麻痺側下肢の支持性を保障し，他動的に姿勢を定位することで，これまで委ねてきた SPV の再構築に貢献するのではないかと考えた．また運動課題の難易度が調整できることで，立位での随意運動から生じる APA の賦活や，歩行での聴覚情報・SHV に特化した姿勢制御の学習を促せるメリットがあると思われた（**図4**）．

c）右大腿骨頸部骨折の既往に対する有効性

　前述したように大脳小脳運動ループの損傷は feed forward 障害を引き起こし，MSt での骨盤 sway が生じやすくなると思われる．家族からの情報によれば，本症例は1年前の右大腿骨頸部骨折後に希望して早期退院した経過があり，発症前より右股関節の支持性が低下していた可能性も考えられた．十分な股関節周囲の筋収縮を促すためにも，KAFO によって膝関節を固定し立脚期での股関節周囲のコントロールを容易にする必要があった．

2　KAFO を有効活用する介助方法の工夫

　運動麻痺によって随意的な歩行制御が困難となった場合でも，律動的で定常的なパターン化された歩行運動を行うことで，自動的な歩行機構である Central pattern generator（CPG）の活動は維持される．CPG の賦活には十分な荷重を保った左右交互の股関節屈曲－伸展運動と，一定以上の速度を保つことが条件とされており[2]，KAFO を使用した介助歩行はその条件を満たすことが可能である．そのため KAFO での歩行練習開始初期は，後方から全介助で，上述した条件での練習を行うことが望ましいと思われた．しかし，本症例は全盲であることから，これまでの姿勢制御を SHV やダイナミックタッチといった複数の能動的な体性感覚や前庭感覚情報に依存していた可能性が高いことが予測された．そのため全介助という受動的な感覚入

15. 右麻痺を呈した全盲の症例に対する装具を用いた歩行トレーニングと在宅復帰に向けた取り組み

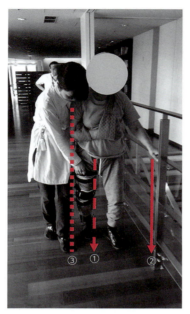

図5 体性感覚への働きかけを重点化した介助歩行
① KAFOによる垂直な荷重アライメント
② 手すりへの荷重による垂直な反力
③ 介助者が側方から全面接触し垂直位の壁を作る
（文献1より引用）

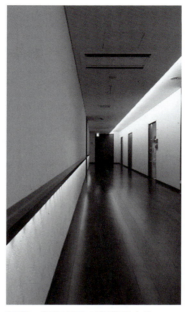

図6 当院廊下の直線手すり
最長15mの手すりを使用し，連続歩行が可能
（文献1より引用）

力に抵抗がみられ，律動的な歩行パターンの生成に難渋した．そこで，listingは残存していたものの，柵や手すりなどの固定支持物で座位・立位を定位できる機会を増やし，症例にとって従来通りの，能動的で変化のしない垂直位の感覚入力に重点をおき歩行練習を行った．

図5[1]は歩行開始から1週間後の歩行練習である．KAFOで麻痺側への荷重を調整し，左の手すりに対し手掌から垂直に荷重していくこと，右側方から介助者が正中位の壁を作ることでSPVの再構築を促す．また平行棒内歩行では連続性が減少するため，図6[1]のように長い直線の手すりを使用することで歩行の律動的な連続歩行を確保した．

3 semi-KAFOの活用方法とAFOへのカットダウン時期の検討

　KAFOは立脚期における床反力を直接股関節へと伝えることができるため，股関節周囲の動的支持の運動学習が可能となる．しかし，AFOへカットダウンした際にExtension thrust patternやBuckling knee patternなど片麻痺例に特有の歩容に移行することも少なくない．矢状面におけるKAFOとsemi-KAFOの違いは，大腿カフが短くなることによって装具内で膝関節屈曲－伸展の遊びが生じやすくなり，床反力ベクトルがKAFOよりも股関節前方・膝関節後方を通ることになる（図7）[1]．そのため股・膝関節への屈曲トルクは増大し，大殿筋や大腿四頭筋に遠心性収縮でのコントロールが要求される．つまり，KAFOとsemi-KAFOを併用して歩行練習を行うことで股関節の支持性を評価したり，反張膝や膝折れを予防しながらLR（Loading response：荷重応答期）～MStにかけた膝関節軽度屈曲位での大腿四頭筋の運

Ⅱ．回復期から在宅復帰に向けた取り組み事例

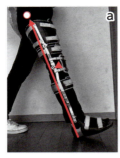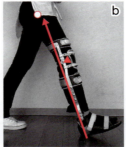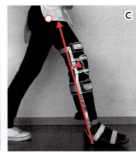

図7　矢状面におけるKAFOとsemi-KAFOの比較
a：KAFOでのIC
b・c：semi-KAFOでのIC〜LR
※○股関節中心，▲膝関節中心，↑床反力ベクトル
KAFOでのICと比較し，semi-KAFOでは大腿カフが短くなることにより，床反力ベクトルが股関節前方・膝関節後方を通り，屈曲トルクが発生する
（文献1より引用）

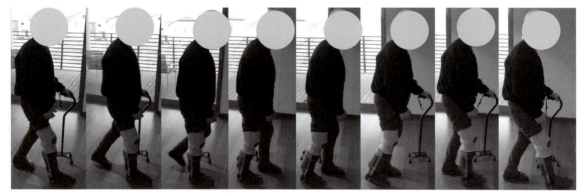

図8　入院3.5か月時点での歩行
この時点では膝OAによる疼痛が生じないよう両側支柱付膝サポーターと外側ウェッジのインソールを使用
右TStの股関節伸展の不足から左歩幅が狭小，右ISwの膝屈曲減少から骨盤後傾での努力性の振り出しがみられる
（文献1より引用）

動学習を可能にする．KAFOから直接AFOへカットダウンするよりも，段階的に難易度を調整できるメリットがある．

　右LRでの大腿四頭筋の収縮が得られるようになったため，1か月でsemi-KAFOへ変更したが，AFOへの変更には更に2か月を要した．この要因として，まず同時期に手すりからQ-caneへ支持物を変更し，早期からより体性感覚情報が少ない中で姿勢・歩行戦略を促したことがあげられる．もう一つは，立脚期矢状面での股・膝関節のコントロールは学習が図れていたが，AFOでは右MStにおける前額面での骨盤swayが残存し，膝関節内反・脛骨外旋を伴うlateral thrustの増加がみられた．これは装具のレバーアームが短くなることで前額面における股関節のコントロールが不利になるのに加え，feed forward障害や骨折の既往が影響し，右MStでの固定性低下が生じ過剰努力が生じて足部内反が出現したと推察した．そこで，semi-KAFOで膝関節のコントロール向上を図りながら，右IC（Initial contact：初期接地）〜MStまでの荷重アライメントと骨盤swayを徒手的に修正し，1回のリハ介入で500 mまで歩行量を増加させた．そして入院から3.5か月時点の歩行（**図8**）[1]では，両側側方支柱付膝サポ

124

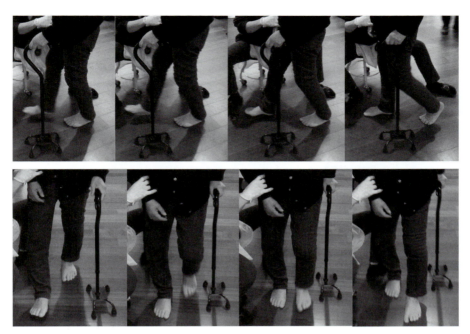

図9　裸足歩行
heel contact が出現し足部内反や claw toe などの過剰努力もみられないが，AFO よりも LR〜MSt での膝伸展角度が増加

ーターと外側ウェッジインソールを使用しながら，見守りでの歩行が可能となった．しかし，右 IC〜MSt までの運動学習は進んでいる一方で（図8），右 TSt（Terminal swing：遊脚終期）の短縮と遊脚相での Double knee action の減少は残存していた．この要因の一つとして，右背屈制限により TSt の股関節伸展が生じず，大腰筋の張力を利用した振り出しに繋がらなかったことが考えられる．また，Q-cane での3動作歩行のため，杖の移動時である右 ISw（Initial swing：遊脚初期）前に歩行の連続性が途切れてしまい，右 TSt〜PSw（Pre-swing：前遊脚期）で生じた前方への推進力を利用できなかったためと考えた．そのため T-cane や2動作への変更も検討したが，Q-cane 使用による床反力からの垂直情報は両側立脚期の姿勢制御に寄与しており，安定性・安全性の低下を招くことから，退院後の自立した生活を考慮し，控えることとした．図9は4か月時の裸足歩行の様子で，歩行開始1歩目から過剰努力に関連すると推察される足部内反や claw toe はみられなくなったものの，前額面では足底が十分に観察されず，ローヒールでの Heel contact（HC）が生じていた．また，LR〜MSt にかけて Extension thrust pattern に似た膝関節伸展角度の増加が生じた．これは背屈の関節可動域制限と前脛骨筋の筋出力低下・可動範囲低下による前脛骨筋の機能不全により，heel rocker・ankle rocker function が制限され，機能できなかったと思われる．そのため，踵部に厚みのある運動靴を着用し，heel rocker および ankle rocker 機構を代償させた．その結果，症例も歩きやすさを自覚し，IC〜LR での脛骨前傾運動が誘導され，MSt での反張膝が軽減した．

4　在宅復帰に向けた ADL 自立への取り組み

歩行の安定後は，退院後の日中独居での生活状況を踏まえて，歩行での移動を想定した自室

Ⅱ. 回復期から在宅復帰に向けた取り組み事例

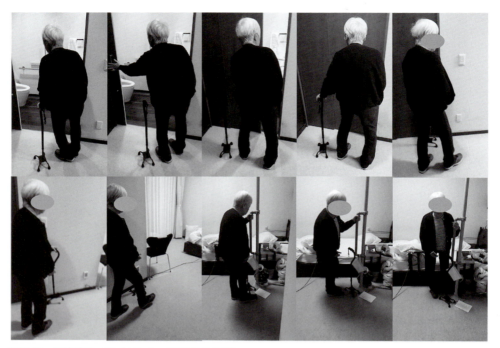

図10 居室内トイレからベッドまでの歩行
動線が認識しやすいよう壁や椅子，ベストポジションバーを設置
（文献1より引用）

内ADLの自立を目標に取り組んだ．

　環境設定で重要視したのは，症例の活動内容を把握し，自宅とは異なる環境での空間内の位置関係と距離をイメージできること，必要な物品を探索しやすい環境にする点であった．居室内での目的動作は，主にベッド上端座位でのTV視聴・飲水・更衣と，移動は整容・排泄時のみであったため，座位活動に必要なリモコン・蓋つきコップ・着替えの服などはベッドサイドにセッティングした．ベッドからの洗面所やトイレの位置は既に把握できていたが，実際に歩行での移動となるとスペースの広い空間では目的場所までの距離と進行方向のエラーが生じた．発症前から自宅内移動時は壁・家具などに触れて進行方向を決定していたため，居室内でも動線確認や方向転換の補助となるようベストポジションバーやベッド柵，椅子を設置した．セラピストは最小限の言語指示で空間内における身体位置・進行方向をアシストした．**図10**[1]は排泄後，ベッドまでの移動の様子を表す．トイレ退室後に方向転換し，Q-caneを手放してドアを閉める．Q-caneや左上肢での接触を利用しながら左の壁と椅子をベッドまでの指標として確認しながら進む．そしてベストポジションバーまで辿り着くと柵に身体接触しながら着座位置を調整している．

　居室内移動の自立のために，まずはリハで積極的に居室環境での動作練習と安全性の確認を行い，病棟スタッフと協力し日常的に反復練習を繰り返して，動作の安定性・習熟化を図った．こうした環境適応練習は，これまでのリハでの歩行練習と異なり，上肢操作による動的な立位バランスや，より随意的な歩行制御が必要となる方向転換，Q-caneを用いたSHV・ダイナミックタッチによる姿勢制御や空間把握など，ADLの底上げだけでなく，より応用性の高い身

126

体機能の向上にも寄与すると思われる．居室内 ADL 自立への取り組みと並行して自宅訪問を行い，日中の主な活動スペースであるリビングと寝室，トイレの動線に沿った家具の配置調整と動作確認を行い，自宅退院に至った．

おわりに

環境設定された限られた環境であるにしても，視覚情報がなく，右上肢も実用的に使用できない状況では，困難を極めることが予測できる．そうした中でも自室内動作が自立に至ったのは，失敗を繰り返してもそれを学習に繋げていく，「一人で何とかしたい」という症例の思いに他ならない．

引用文献

1) 廣谷和香：内包後脚損傷で，全盲もあります．症例で学ぶ脳卒中のリハ戦略，吉尾雅春編，医学書院，東京，112–125，2018

2) 吉尾雅春：装具療法．脳卒中理学療法の理論と技術，改訂第2版，原　寛美ほか編，メジカルビュー社，東京，312–320，2016

参考文献

• 渡辺雅彦：脳のシステム．極める！ 脳卒中リハビリテーション必須スキル，吉尾雅春総監，阿部浩明ほか編，極める！ 脳卒中リハビリテーション必須スキル，gene，愛知，48–65，2016
• 大畑光司：動作（歩行）分析．脳卒中理学療法の理論と技術，改訂第2版，原　寛美ほか編，メジカルビュー社，東京，255–261，2016
• 阿部浩明：姿勢定位と空間認知の障害と理学療法．脳卒中理学療法の理論と技術，改訂第2版，原　寛美ほか編，メジカルビュー社，東京，421–425，2016
• Götz-Neumann K：歩き方─ヒトの歩容の生理学．観察による歩行分析，月城慶一ほか訳，医学書院，東京，28–34，2005
• Bähr M, et al：間脳と自律神経系．神経局在診断，改訂第5版，花北順哉訳，文光堂，東京，246–255，2010
• Bähr M, et al：中枢神経系の血管支配と血管障害．神経局在診断，改訂第5版，花北順哉訳，文光堂，東京，414–417，2010
• 東 隆史：先行随伴性姿勢調節の基礎的研究につい

て．四天王寺国際仏教大学紀要 44：357–366，2006
• 林 克樹ほか：脳卒中患者の歩行障害のリハビリテーション．BRAIN and NERVE 62：1239–1251，2010
• 高草木 薫ほか：脳幹・脊髄の神経機構と歩行．BRAIN and NERVE 62：1117–1128，2010
• 大畑光司：Gait Solution 付短下肢装具による脳卒中片麻痺の運動療法とその効果．PT ジャーナル 45：217–224，2011
• 増田知子：回復期脳卒中理学療法のクリニカルリーズニング．装具の活用と運動療法．PT ジャーナル 46：502–510，2012
• 虫明 元ほか：認知的運動制御システム．総合リハ 42：7–12，2014
• 長谷公隆：理論編．運動学習理論に基づくリハビリテーションの実践，長谷公隆編，医歯薬出版，東京，2–58，2008
• Jang SH, et al：The anatomical location of the corticoreticular pathway at the subcortical white matter in the human brain：A diffusion tensor imaging study. Somatosens Mot Res 32：106–109, 2015

（廣谷　和香）

Ⅲ

生活期の
下肢装具療法事例

16　概　論

生活期の理学療法において
どのように装具療法を進めるか

SUMMARY

- 脳卒中後遺症としての運動障害は悪化する可能性があり，生活期の理学療法士はその維持・改善に努めなければならない．

- 荷重が困難な片麻痺者は，日常的に下肢装具を使用することが多い．下肢装具が利用者の身体に適合しない場合，また経年劣化に伴う破損が装具に生じた場合，歩行能力が低下する．

- 下肢装具には耐用年数がある．下肢装具を消耗品ととらえ使用者，家族，ケアマネジャー，理学療法士，義肢装具士，かかりつけ医のチームで管理するシステムの構築が求められる．

- 生活期で装具を再作製する場合は福祉の制度を利用することとなり，下肢装具に求められる役割や申請方法などが医療とは異なることを熟知しておく必要がある．

- 歩行能力を維持・向上させることは生活範囲や活動度の維持・向上に直結する．症例の自立を支援するためにも能動的な歩行トレーニングの実施，歩行量の確保が肝要になる．

- 症例自身が「してもらうリハビリテーション」から「自らするリハビリテーション」に変容できるように働きかけることも理学療法士としての大事な役割になる．

生活期の脳卒中片麻痺者

1　片麻痺者の身体機能維持は容易ではない

　生活期片麻痺者においても，下肢筋力増強練習や歩行練習により麻痺側下肢の筋力向上[1]や歩行関連指標の改善が得られる[2~4]など，身体機能や活動の改善が期待できる．しかし，片麻痺者には時間の経過とともに身体に様々な変化が現れる．不使用の学習（Learn-non-use），筋緊張の亢進，関節拘縮，廃用性の筋力低下などがそれにあたる．加えて，残存機能のみを使用した非対称的な動作パターンが麻痺側筋緊張の亢進や廃用性の機能低下を惹起する可能性がある．非麻痺側を優位に使用する動作パターンは，動作の効率性などの面から代償的な動作パターンととらえることができるが，動作時筋緊張の亢進などに伴う関節可動域の制限や廃用性の筋力低下といった，異常を引き起こす可能性を有することを理解しておく必要がる（図1）．

　症例に関わる人々が「無理をしないで」と声をかける光景を目にすることがある．この声掛けは時に症例自身を混乱させることばであると言える．当然，「100 mも一度に歩くと，疲れから膝が急に曲がり体重を支えられない状態になるので，無理をせずに途中で一度腰かけましょう」といった具体的な内容であれば「無理をしないで」が言葉の効力を発することになると

16. 生活期の理学療法においてどのように装具療法を進めるか

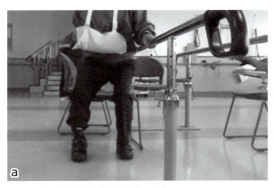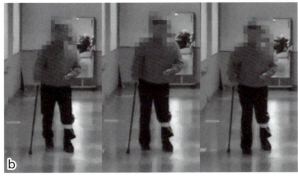

図1　左右非対称的な動作の例

a：右片麻痺，短下肢装具（AFO）を使用している．起立では左上肢で平行棒を引き込むように使用．右下肢への荷重量は少なく，足底が浮いてしまう．
b：麻痺側の立脚初期（左図）から殿部が対側に引けている．麻痺側立脚中期（中図）には杖を持った非麻痺側上肢を過剰に使用し，麻痺側下肢への荷重を避けているように見える．また，麻痺側下肢の立脚終期（右図）では同側の股関節伸展が乏しい上に対側下肢への体重移動のタイミングが早く前のめりになっている．

思う．症例によっては「無理をしないで」の内容を「あまり動かないで」と理解する場合もある．また，「転ばれると困るから」といった理由から「ひとりで歩かないように」と行動制限されるケースにも遭遇する．行動制限には症例自身の行動意欲を削ぐマイナスの要素も含まれているため，活動量の低下や活動範囲の狭小化が懸念される．

このように生活期の片麻痺者には，脳卒中後遺症としての機能維持の難しさがあり，さらには本人，家族を含めた環境が身体機能や活動の維持・向上を阻害する可能性があるため，理学療法士は個別的なトレーニングだけではなく，自主的な活動を促すための集団的な関わりや，本人，家族への指導的役割を果たすことが求められる．例えば動線を手すりや支えとなる家具が設置してあるルートに変更する．直線歩行は良いが方向転換やバックステップが必要となる引き戸がある場合は，新たな手すりの設置や戸の交換を行う．環境を整備したとしても実際の使用経験がない場合，環境調整は効果を発しない場合もあるため，自宅でのトレーニング，外出や外泊で経験値を高めながら，本人，家族の自信の構築につなげる．生活に動作を定着させるためには入院や通所のリハビリテーション（以下，リハ）だけでは対応しきれないことも多く，実地練習や訪問リハを有効に活用すべきである．

2　歩行能力の維持・改善は可能か？

「脳卒中治療ガイドライン2015」では，回復期のリハ終了後の慢性期脳卒中症例に対して，筋力，体力，歩行能力などを維持・向上させ，社会参加促進，QOLの改善を図ることが強く勧められている（グレードA）[5]．また，生活期の片麻痺者の歩行能力を改善させる方法としては，集中的な下肢筋力強化や歩行練習が効果的であるとの報告がある[6,7]．

当院の通所リハでは片麻痺者の歩行トレーニングは課題指向的に行うことに加え，できるだけ時間を費やすことができるように環境や道具の工夫をするようにしている．杖歩行が自立していない場合，平行棒内歩行が可能であれば，できるだけ時間をかけて平行棒内歩行練習を自力で行ってもらう．平行棒内歩行を行う前に，ステップ練習を行う場合もある．平行棒内歩行すら困難である場合は，起立動作練習の頻度と回数を増やす．また，下肢関節の固定力が弱く，

131

Ⅲ. 生活期の下肢装具療法事例

表1　主な下肢装具の耐用年数

名称	型式	耐用年数	名称	型式	耐用年数
股装具	金属枠	3	短下肢装具	両側支柱	3
	硬性	3		片側支柱	3
	軟性	2		S型支柱	3
長下肢装具		3		鋼線支柱	3
膝装具	両側支柱	3		板ばね式	3
	硬性	3		硬性 (支柱付)	3
	スウェーデン式	2		硬性 (支柱無)	1.5
	軟性	2		軟性	2

立脚時に不安定になることで動作時筋緊張の亢進が認められる場合や，底屈運動の制動が必要な場合などには下肢装具を積極的に使用することがある．いずれの場合も療法士の目の届く範囲で行われるため，随時，姿勢の修正や歩幅，スピード変更などの声がけや誘導が行われる．介護保険サービスのリハは訪問リハを除き，報酬が包括的になるため収支の観点から人的資源の投入には慎重にならざるを得ない．できれば，生活の中で，トレーニングが自主的に行えるように計画，誘導したい．もちろん，必要な症例にはマンツーマンで時間をかけてトレーニングを行うこともある．症例に応じて対応の仕方が変更できるように準備しておくことが重要である．

生活期の脳卒中片麻痺者と下肢装具

1　下肢装具の効果

　片麻痺者の歩行障害に対する下肢装具の効果として，麻痺側立脚時間の延長と，振り出しの左右対称化[8]や麻痺側・非麻痺側歩幅，重複歩幅，歩隔の拡大と，歩行速度および歩行率の改善[9]．があげられる．生活期の症例は，その長い経過の中で確保されていた可動域の減少や，残存筋力の低下が出現し，非対称的な動作パターンの繰り返しに伴い麻痺側下肢の動作時筋緊張の亢進をきたしてしまう場合がある．そのような場合，下肢装具は，内反尖足位での荷重に伴う足関節の外傷予防や，歩行，移乗時の介助量軽減など，関節保護の役割を果たすことになる．

2　下肢装具の耐用年数

　下肢装具本体や構成部品には耐用年数が存在する（**表1**）．耐用年数を超過した装具であっても，修理で対応することが可能であれば再作製は必要ないが，筋萎縮などの身体状況の変化も生じることを考慮すると，耐用年数を超える頃には再作製が必要となる可能性があることを前提に使用状況の評価を行うべきである．

16. 生活期の理学療法においてどのように装具療法を進めるか

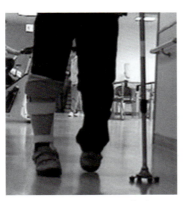

図2　装具内で生じた足部内反

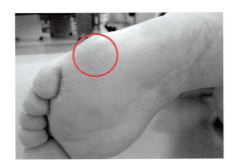

図3　足底に生じた胼胝

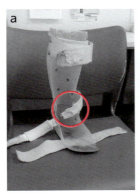

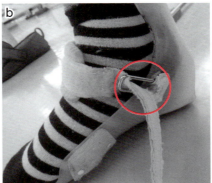

図4　ベルトや留め具の破損
a：足関節部のベルトがちぎれて紛失してしまっている．
b：足関節ベルトの留めカンを固定する皮革が老朽化し，ベルトを締めると　留めカンが90°回転してしまう．

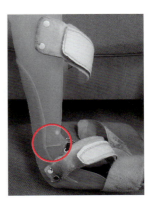

図5　プラスチックに入った亀裂

足関節部のプラスチック部に亀裂が入ってしまっている．

3　下肢装具に発生する問題

　下肢装具と足部の形状が適合していない場合，下肢装具内で足部が内反することがあり（図2），第Ⅴ中足骨頭付近に痛みを伴った胼胝が発生することがある（図3）．また，足部の内反は膝関節の内反ストレス発生につながり，次第に荷重量が減少する．このような歩容の変化に伴い，歩幅の減少や歩行速度が低下する可能性がある．

　下肢装具の破損は，継時的に生じるものが多い．ベルトの破断や留め具の破損など（図4）は緩徐に進行し，見た目でも明らかであるため，修理の予定を立てやすい．一方，モールド下肢装具の亀裂や足継手の破断（図5），また，最近よく用いられている油圧制動式継手の制動不良など（図6）は突然生じることが多く，対応に苦慮する．しかし，プラスチック部分の亀裂であれば，白蝋化などの予兆が生じ（図7），油圧制動式継手であれば，症例の活動量や使用状況から耐用年数を前に制動不良となることも予測できる．突然生じる下肢装具の不具合も，症例や下肢装具の状態を常に確認しておくことで早期発見，早期対応が可能となり，日常生活

133

Ⅲ. 生活期の下肢装具療法事例

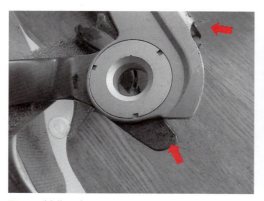

図6 制動不良となった油圧制動式継手

油圧制動が機能しなくなってしまった Gait solution design（GSD）．油染みやホコリ，削れた金属のカスの付着が見られる．油圧ユニットの数値を上げても靴ベラの部分を底屈方向に軽く指で押しただけで動いてしまう．

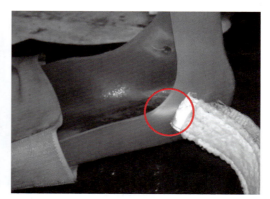

図7 プラスチックの白蝋化

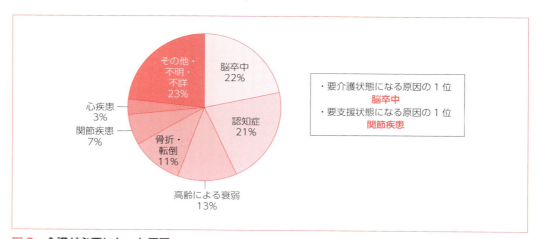

図8 介護が必要になった原因
（文献11を基に作図）

への支障も最低限に抑えることが可能になることが期待できる．

4 生活期の下肢装具を管理するシステムつくりのための活動

　全国で介護認定を受けた人の数は平成25年度で583.8万人にのぼる[10]．これを，介護が必要になった原因で見てみると，「脳血管疾患」が約22％と最も多い（図8）[11]．また，要介護度別にみた介護が必要になった主な原因の構成割合では，要介護度が重度になるほど，脳卒中の割合が増している（図9）[11]．つまり，脳卒中は発病に伴う後遺症から日常生活動作（ADL），手段的日常生活動作（IADL）の制限が生じやすく，介護が必要になるケースが非常に多い．

　市中には介護を必要とする脳卒中片麻痺者が多く生活している．片麻痺者は歩行機能の低下が生じやすい．脳卒中後遺症者において，歩行速度が市中在住脳卒中者の歩行自立度の予測因子である[12]ことや，歩行速度が速いほど生活範囲が拡大する[13]ことが報告されており，歩行機能が日常生活に影響を及ぼすことが示唆される．また前述したように，下肢装具は生活期片

16. 生活期の理学療法においてどのように装具療法を進めるか

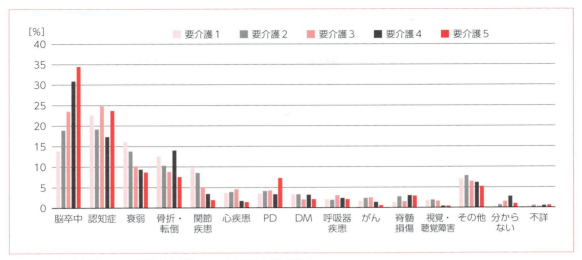

図9　要介護度別にみた介護が必要になった原因の構成割合
(文献11を基に作図)

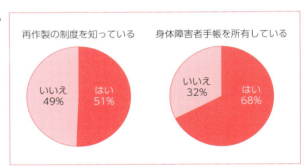

図10　下肢装具に関するアンケート

　麻痺者の歩行機能の維持・向上に貢献する可能性があるため，生活期脳卒中片麻痺者の下肢装具を管理し，トレーニングに活用する意義は非常に高いと思われる．

　著者らは，ある義肢装具製作所で下肢装具を作製した脳卒中片麻痺者164名に対して，下肢装具に関するアンケート調査を実施した．その中で，下肢装具の再作製の制度や流れを知っている症例は半数止まりであり，身体障害者手帳を有さない症例が3割強にも上ることが明らかとなった（図10）．

　使用者や家族が下肢装具を再作製する方法を理解している場合であっても，現在使用している下肢装具が体格や身体機能に適合しているか，下肢装具自体に破損や部品の故障などの不具合が生じているか判断することはかなり難しい．またその判断を第三者に委ねようにもどこに相談すればよいのかわからないといった声も聞かれる．脳卒中片麻痺者の下肢装具を地域で管理するシステムはいまだ確立されていないのが現状である．

　下肢装具を管理するシステムを構築する際，理学療法士単独の活動では時間と労力を費やすばかりで非効率的である．使用者，家族をはじめ，かかりつけ医，ケアマネジャー，義肢装具士を含めたチームで管理するシステムの構築が必要になる．特に，ケアマネジャーは定期的に自宅訪問を行うなど，使用者の生活状況を最もよく把握している職種の一つであり初期対応の

135

III. 生活期の下肢装具療法事例

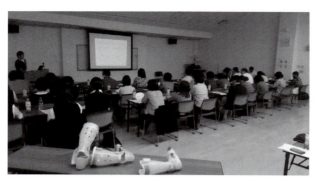

・下肢装具の紹介
・下肢装具の効果
・下肢装具の耐用年数
・破損・修理に関して
・再作製時の制度
・申請窓口に関して
・チェックシートの開発
・相談窓口の設定　など

図11　ケアマネジャーを対象とした研修会の様子

表2　下肢装具のチェックシート

<短下肢装具（プラスチック）チェック項目>

①	プラスチック（特に足関節付近）にヒビや白蝋（はくろう）化がない．
②	装具内部のクッション材は剥がれていない．
③	ベルトが切れていたり，フェルトが取れていない．
④	各ベルトのマジックテープの貼り付きに問題がない．
⑤	ベルトやカンのカシメ（金具）が取れていない．
⑥	足底の滑り止めが擦り減っていない．底が剥がれていない．
⑦	装具装着後の下肢（特に骨突起部）に発赤が見られない．
⑧	装着時に装具と下肢の間に大きな隙間がない．
⑨	装具の踵部にゴミが溜まっていない．
⑩	歩行時に異音が出ない．

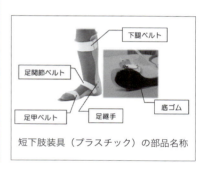

短下肢装具（プラスチック）の部品名称

　役割を担うには適任であるといえる．そのため，当法人ではケアマネジャーを対象とした下肢装具の研修会を開催している（図11）．研修会では下肢装具の有効性や耐用年数，体との適合や不具合を確認するためのチェックポイントを示し，再作成の制度や流れに関しての説明を行っている．また，判断に迷うときは連絡してもらうように依頼し，過度な重圧とならないように配慮している．

　我々は下肢装具のチェックシートの作成にも義肢装具製作会社と共同で取り組んでいる（表2）．いずれは当法人の位置する医療圏内の居宅介護支援事業所，入所・通所事業所，医療機関，使用者，家族がこのチェックシートを用い，下肢装具の不適合を早期に発見できるような体制が構築できれば良いと考えている．

5　生活期の下肢装具—日常生活を送るうえで必要な装具（更生用装具）—

　装具はその用途の違いから治療用装具と更生用装具に大別される．更生用装具とは，治療が終了した後，失われた身体機能を補完または代替えし，職業または日常生活の維持向上を目的として作製されるものである．一般的に病気による後遺症や事故による怪我を負った際に，最初に作る装具は治療用装具として医療保険で作製され，生活期に同一の装具を再び作製する場合は日常生活上必要な装具として更生用装具が作製される（図12）．

図12　治療用装具と更生用装具

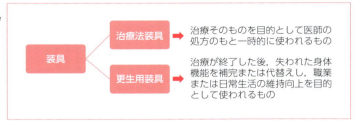

　病気による後遺症が原因で補装具費の支給申請を行う場合，身体障害者手帳が必要となる．申請は市町村に行うことになる．窓口は，各自治体によって異なるが，概ね障害福祉を扱う部署が担当する．申請を受けた市町村は補装具の支給を決定するに際し，身体障害者更生相談所に対し，補装具費支給の要否にかかわる判定（要否判定）を依頼する．この要否判定の結果をもとに市町村が最終的に支給判定を行う流れになっている[10]．

歩行能力の改善が社会復帰を推進

　脳卒中後は身体障害，認知障害，情緒行動障害などにより復職は困難となる場合が多い．また，症例の個人的な問題のみならず，環境因子として自宅や会社周辺の状況，交通システムの整備度，気候などの地域性，仕事内容や会社の状況により復職の可否が左右されるため，早期から関係者が集い課題を解決するため各自の役割を明確にしつつ行動する必要がある．

回復期リハ病棟退院後1年間の生活期リハで復職した例

　症例は50歳代の男性で左視床出血による右片麻痺者である．約6か月間の入院加療（リハ）後に自宅退院した．退院時の運動麻痺はBrunnstrom recovery stageにてⅢ～Ⅳ，さらに重度の感覚障害がみられた．歩行はロフストランド杖およびシューホーンタイプの短下肢装具（以下，AFO）を使用し見守りを要した．快適歩行速度は24.8m/minで，最大歩行速度は38.6m/minであった．自宅退院後は，当法人の通所リハおよび訪問リハ，他事業所の通所介護を利用することとなった．当時は，起立動作で非麻痺側下肢を過剰に使用しており，手すりや椅子の肘掛けなどを利用しないと起立が困難であった．歩容は麻痺側立脚初期からの下腿前傾と中期以降の反張膝が目立ち，接地位置も不定で歩幅はばらついていた．

　通所リハでは反復起立練習，自転車エルゴメーターを使用したペダリング，膝装具と油圧制動付短下肢装具（Gait solution design：GSD）を使用したステップ練習と歩行練習，階段昇降練習を実施した．膝装具は，立脚初期の下腿前傾が改善されたのちに除去しGSDのみでの歩行練習を継続した．歩行補助具はT字杖を使用し，その後，無杖とした．通所リハ利用後は事業所から自宅まで理学療法士付き添いの元，歩行で帰宅した．訪問リハでは，AFOを使用し自宅周囲の歩行練習から開始し，次第に距離を延長し自宅から最寄りの鉄道駅，エスカレーターを含めた駅構内，鉄道の利用など通勤を想定した歩行練習を行い，次第に練習の難易度を高めるよう配慮した．実際に歩行する環境や状況を確認できたため，自主練習の範囲も自宅周囲の歩行から駅までの歩行へと能力の向上に応じて順調に拡大していくことができた．通所

III. 生活期の下肢装具療法事例

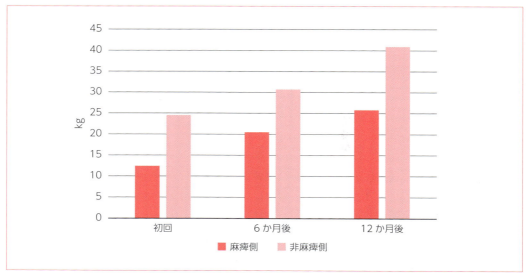

図13　ハンドヘルドダイナモメーターを用いて計測した膝伸展筋力の変化

介護では自転車エルゴメーターやマシントレーニングを中心としたメニューが実施された．あらかじめ，各事業所における療法士の配置数，設備，環境を考慮し，それぞれの特徴を活かせるようにケース会議で役割を明確化し，通所リハでは歩行能力の改善，訪問リハでは屋外歩行や鉄道の利用といった実地的な練習，通所介護では体力の向上を目標とした．

約1年のリハの後，麻痺側および非麻痺側の膝伸展筋力が改善した（図13）．ロフストランド杖とAFOを使用した快適歩行速度は54.7 m/minに，最大歩行速度は75.7 m/minにまで改善した（図14）．下肢装具の再作製や杖の変更を検討，提案したが経済的な理由や症例の受け入れ状況を含め総合的に判断した結果，作製には至らなかった．会社との面談の後，産業医の診察を受け，短時間勤務で元の職場での勤務が再開されることとなった．

生活期のリハでは，症例と個別に関わることができる時間は限られる．しかし，機能や活動の改善は十分に可能である．改善させるためには課題を明確にし，効果的なトレーニングを実施する必要がある．介護保険領域では，療法士が考えたプログラムをもとに他職種者が練習を行う場合もある．療法士が手をかけるプログラムではなく，症例が能動的にトレーニングに取り組めるようなプログラムを意識して立案する必要があるかもしれない．

生活期の理学療法士に求められる役割

生活期の理学療法の症例は，その多くが介護保険領域の対象者であり年齢層は高い．筆者の経験上ではあるが，高齢の症例はマッサージや電気治療などの受動的な治療を好む傾向にあると言える．症状によっては物理療法が効果を示す場合もあるが，単に「気持ちが良いから」「治療を受けた気分になるから」といった理由から要求する症例も多い．片麻痺者は運動麻痺やアライメントの崩れから，体のあらゆる部位に疼痛が発生する可能性がある．また，活動量の低

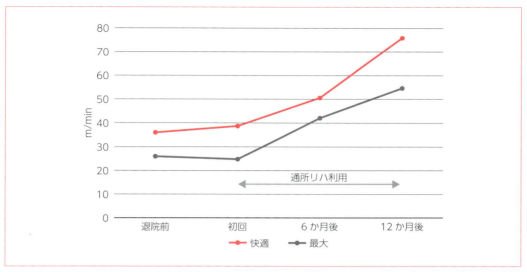

図14 歩行速度の変化（快適および最大歩行速度）

下に端を発する体力低下や疲労感などが運動の意欲を削ぎ，さらなる不動を引き起こす．不動は筋力低下の原因となる．下肢の筋力低下は関節の固定力を低下させ荷重の繰り返しに伴うストレスの蓄積によって関節炎が発生することがある．このような場合，疼痛などへの対症療法のみでは，その原因の解決には至らず，治療のリピーターを生み出すばかりである．

運動への意欲を引き出すために，著者らは動画や検査から得られた数値さらには，数値を視覚化した図表を用いて練習前後の変化を症例に示すようにしている．また，検査の結果得られた数値等は目標にも使用し，ゴールを明確化するように工夫している．練習方法に関しても，課題指向的，能動的に取り組む必要性を説き，結果を伴わせることで順守してもらえるように意識している．

理学療法士は運動の方法や環境を提示するのみではなく，症例を運動する気にさせるマネジメント能力も必要となる．そのためにも知識や技術の習得に励み，どのようにすれば良い結果が残せるか臨床推論を重ねていく必要がある．

文献

1) Ada L, et al：Strengthening interventions increase strength and improve activity after stroke：a systematic review. Aust J Physiother 52：241–248, 2006
2) Dean CM, et al：Task-related circuit training improves performance of locomotor tasks in chronic stroke：a randomized, controlled pilot trial. Arch Phys Med Rehabil 81：409–417, 2000
3) Marigold DS, et al：Exercise leads to faster postural reflexes, improved balance and mobility, and fewer falls in older persons with chronic stroke. J Am Geriatr Soc 53：416–423, 2005
4) Salbach NM, et al：The effect of a task-oriented walking intervention on improving balance self-efficacy poststroke：a randomized, controlled trial. J Am Geriatr Soc 53：576–582, 2005
5) 園田　茂ほか：2-2 歩行障害に対するリハビリテーション．脳卒中治療ガイドライン2015，日本脳卒中学会 脳卒中ガイドライン委員会編．協和企画，東京，288–291，2015

Ⅲ. 生活期の下肢装具療法事例

6) Ada L, et al：Strengthening interventions increase strength and improve activity after stroke：a systematic review. Aust J Physiother 52：241-248, 2006

7) Dean CM, et al：Task-related circuit training improves performance of locomotor tasks in chronic stroke：a randomized, controlled pilot trial. Arch Phys Med Rehabil 81：409-417, 2000

8) Hesse S, et al：Non-velocity-related effects of a rigid double-stopped ankle-foot orthosis on gait and lower limb muscle activity of hemiparetic subjects with an equinovarus deformity. Stroke 30：1855-1861, 1999

9) Abe H, et al：Improving gait stability in stroke

hemiplegic patients with a plastic ankle-foot orthosis. Tohoku J Exp Med 218：193-199, 2009

10) 厚生労働省：平成25年度 介護保険事業状況報告（年報）．http://www.mhlw.go.jp/topics/kaigo/osirase/jigyo/13/ （2016年2月24日閲覧）

11) 厚生労働省：平成25年度 国民生活基礎調査の概況（統計表）．http://www.mhlw.go.jp/toukei/saikin/hw/k-tyosa/k-tyosa13/dl/06.pdf （2016年2月24日閲覧）

12) An S, et al：Gait velocity and walking distance to predict community walking after stroke. Nurs Health Sci 17：533-538, 2015

13) 佐直信彦ほか：在宅脳卒中患者の生活動作と歩行機能の関連．リハ医 28：541-547，1991

（芝崎　淳）

17 実践

下肢装具の再作製と反復ステップ練習により歩行機能が改善した生活期片麻痺例

SUMMARY

- 症例は発症から8年が経過する脳卒中片麻痺者で，継手付の短下肢装具（Ankle foot orthosis：AFO）を使用し歩行が自立していた．これまでに2回AFOの再作製を経験している．今回は麻痺側V趾MP関節下の荷重痛と歩きにくさを訴えていた．

- AFO装着時の立位，歩行を観察すると，AFO内で足部が内反し，下腿内側とAFOには隙間が目立っていた．また，麻痺側V趾MP関節下には胼胝が形成されていた．症例は過去にもAFOの緩みが原因で再作製した経験があり，動作時筋緊張が亢進しやすいことから，緩みが生じた状態では足部の内反を矯正できず，その状態で歩行を繰り返したため，圧が一点に集中し，胼胝の形成と荷重痛が発生したと推測した．また，荷重痛があることで，立脚時間が短縮し，歩行時の左右非対称性が生じ，歩行速度の低下を招いている可能性があると判断した．

- 下肢筋の萎縮に伴うAFOの不適合には，AFOの再作製で対応した．症例は起立や階段昇降時に足関節が背屈していたため，AFOのタイプは従来通り継手付AFOとした．また，AFOのフィッティングを高める目的で，下腿筋群にボトックスが施注された．立脚期の非対称性に関しては，ステップ練習で対応した．ステップ練習を繰り返すことで，立脚側の股・足関節の運動範囲の拡大と立脚時間の延長を図った．

- AFOの再作製とボトックスの施注により，荷重痛は改善された．ステップ練習と歩行練習の反復により，麻痺側立脚時間が延長し，AFO再作製時よりも歩幅の拡大と歩行速度の改善が可能となった．

症例提示

右被殻出血　50歳代　女性（発症後8年）

　発症時の画像を図1に示す．血腫は内側および上下方に伸展し（タイプ分類Ⅲa），左上下肢に運動麻痺と感覚障害が出現した．発症時の運動麻痺は重度であり，Brunnstrom recovery stage（Br.stage）はⅠ-Ⅰ-Ⅱ（上肢-手指-下肢）であった．保存的治療が施され，発症から数日は意識障害が残存した（JCS10）．理学療法は発症翌日から開始された．5病日で点滴治療が終了し，意識障害も改善，血腫の増大や，症状の増悪がなく，積極的にリハビリテーション（以下，リハ）が実施された．

　28病日で回復期リハ病棟に転棟し，リハが継続された．転棟する頃には，起居動作が可能となり，移乗動作も見守りで可能となった．重症の被殻出血であったため，急性期で行われた

Ⅲ. 生活期の下肢装具療法事例

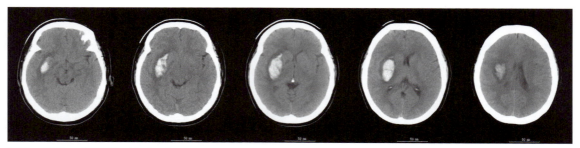

図1　症例のCT画像（2病日）

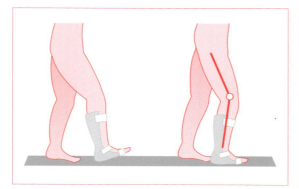

図2　底屈制限による急激なLR

図3　背屈制限によるTStの膝過伸展

　初回のカンファレンスでは長下肢装具（Knee ankle foot orthosis：KAFO）の作製が検討されたが，下肢の運動麻痺が改善してきたため，KAFOは作製せず，49病日でAFO（シューホーンタイプ）が作製された．作製されたAFOには約3°の背屈角度が設けられていた．60病日で歩行は見守りで可能となった．回復期リハ病棟で約5か月間のリハを実施し，ADLが自立，調理も可能な状態となり自宅退院となった．退院時の運動麻痺はBr.stageにてⅢ-Ⅲ-Ⅳであり，歩行速度は28.4m/minであった．自宅退院後は，通所リハを週1回利用し歩行練習を継続した．その後，徐々に歩行速度および歩幅が改善し，「足を着いたときに押されて，その後に膝の裏が突っ張る感じがする」という訴えが聞かれるようになった．これは，初期接地（Initial contact：IC）で足関節底屈が制限されているために生じる急激な荷重応答（Loading response：LR）[1,2]（図2）と，足関節背屈が制限されているために生じる立脚終期（Terminal stance：TSt）の膝関節伸展モーメントの増大[2]（図3）が原因であった可能性があると考えた．そのため，備品であるモジュールタイプのAFOを試用し，底屈0°，背屈15°制限の状態で歩行したところ，「足がとっても楽です」と好感が得られたため，更生用装具として，タマラック継手付AFOが作製された．このAFOは作製から3年が経過した時点で，AFOの緩みが原因で再び同型のAFOが作製されている．

　前述のAFOを使用し歩行が自立していたが，再び3年が経過するころに第5中足骨頭底に発赤を伴った胼胝と荷重痛が発生した．歩行を観察すると装具と下腿の間の隙間が目立ち，装具内で足内反が生じていた（図4）．症例は動作時筋緊張が亢進しやすく，立脚時や，麻痺側下肢の振り出し時に前脛骨筋，下腿三頭筋を同時収縮させ過剰な内反が生じやすい特徴を持っていた．この現象は，平行棒や手すりといった歩行難易度を下げた環境下でも生じており，杖を

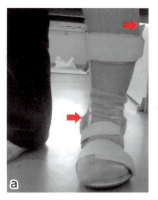
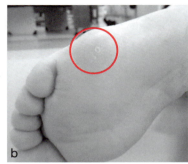

図4 AFOの適合と足部の状態
a：立位時の様子．
　　装具上端外側と継手レベルで隙間が目立つ．足部は外側に傾斜し，AFO内では足内反が生じている．
b：Ⅴ趾MP関節部の胼胝．
　　皮膚が固く発赤が出現．荷重痛があり連続歩行距離の短縮が起こっていた．

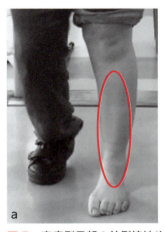
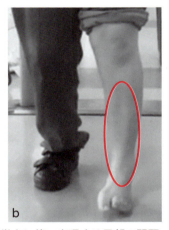

図5 麻痺側足部の外側接地や挙上に伴い出現する足部の問題
a：立脚中期に前頸骨筋が収縮している．内反がみられる．
b：下肢挙上時に，足関節背屈筋，底屈筋が同時収縮し内反尖足となる．

使用する状況下ではより顕著に生じていた（図5）．

　下腿筋群の萎縮に伴うAFOの不適合が生じ，足内反の矯正が困難となっているため，胼胝が形成され荷重痛が発生していると判断し，現在の状況に適した更生用装具を新たに作製する方向で手続きを進めた．更生用装具は，福祉の制度を利用し，更生相談所で判定医の診察を受け作製される．我々は受診に際し，日常の歩行状態や試用した下肢装具の情報を文書で送付している（情報提供書）．要否判定では，症例の歩行状態から，足内反が著しく矯正が困難であると判断され，内反した足部の形状に合わせた形でAFOが作製された．しかし，実際には症例の足内反は矯正が可能であり，立位荷重下でも悪化することがない状態であったため，内反した足部の形状に合わせたAFOを使用することで，歩幅が狭小化し歩行速度の低下が出現するという問題が生じた．そのため，再度の適合判定を依頼し，足内反を矯正するよう配慮されたAFOが再作製された．AFOの形状と経過に関しては次項で述べる．

Ⅲ. 生活期の下肢装具療法事例

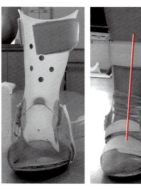
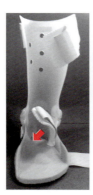
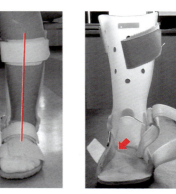

図6　①のAFO　　　図7　②のAFO　　　図8　③のAFO

装具を用いた理学療法介入

1 下肢装具の形状が歩行に与える影響

　3種類の異なる形状のAFOを使用した場合，歩行にどのような変化が現れるかを確認した．次の①から③のAFOは下腿に合わせて形状や内貼りに違いがあるが，いずれも底屈制限(0°)，背屈遊動式のAFOであり，機能的には変わりのないものになっている．

　① 3年前から使用していたAFO（図6）
　② 再作製された足内反に合わせた緩いAFO（図7）
　③ 再作製された足内反を矯正するために下腿の形状にフィットさせたAFO（図8）

　3年前からから使用していた①のAFO（図6）は継手付近の隙間が大きく修理による対応が困難であったため，新規に②の装具が作製された．②のAFOは，内反変形に合わせる形状であったため，圧迫を避けた緩めのタマラック継手付プラスチックAFOに，高い内側アーチサポートとメタタルザルパッドの追加，足関節バンドの内側起始化が施された（図7）．このAFOを使用し在宅生活を継続したが，歩行速度の低下と荷重痛が残存した．作製したAFOの継続使用は困難であり，新たにAFOを再作製することになった．症例は動作時筋緊張が高く容易に足内反が生じるため，より細身の③のAFOが処方された（図8）．足関節バンドは内側起始のままであるが，高い内側アーチサポートは除去された．より矯正力の強いAFOが作製されたため，足部が内反接地することが無く，歩行時の荷重痛は消失した．②のAFOでみられた麻痺側立脚期の下腿の外側への傾斜がみられなくなり（図9），立脚期に「左（麻痺側）に引っ張られる」と話していた訴えも無くなった．
　AFOの違いによる歩行パラメーターの変化を図10[3)]に示す．②のAFOを装着した歩行では，非麻痺側歩幅が狭小化し，歩行速度が低下している．一般的にAFOを装着することで，非麻痺側歩幅，歩隔の拡大，歩行速度の向上が可能となる[3)]はずだが，②のAFOでは，その役割を果たしていないことになる．一方，再作製した③のAFOは，矯正力を高めるために①，②

17. 下肢装具の再作製と反復ステップ練習により歩行機能が改善した生活期片麻痺例

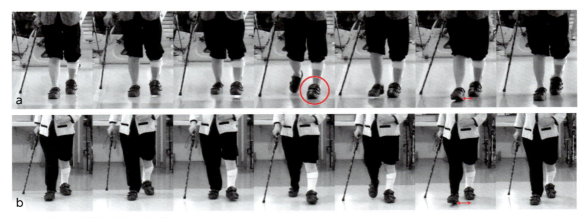

図9　矯正の強弱で異なる歩容
a：②のAFO 遊脚時から足内反が起こり接地時（左から4コマ目）には下肢外傾とともに強まる．歩隔が狭く不安定．
b：③のAFO 足内反位での接地は改善され，歩隔が広く安定している．歩幅の拡大も認められる．

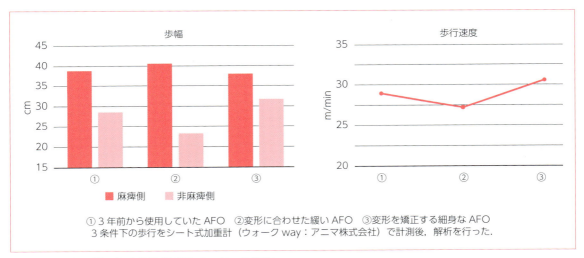

図10　AFOの違いによる歩行パラメーターの変化
（文献3より引用改変）

のAFOよりも細身の形状となっているため（図6, 7, 8），足部の内反接地が矯正され，図9からは，歩隔の拡大が認められる．③のAFO装着時の歩行パラメーターを確認すると，3つのAFOの中で，最も非麻痺側歩幅が拡大し，左右対称に近づいている（図10）[3]．

装具を装着した写真（図6, 7, 8）をみると，下腿軸の傾きやAFOとの隙間からみた場合，②より①，①より③の順でAFOと下肢がより適合していると言えそうである．また，歩行パラメーターからは，②より①，①より③の順で向上が認められている．この2つの結果をみると，AFOと下肢の適合性が高くなるほど，麻痺側下肢が安定し，歩行能力の向上が得られることを示しているようである．また，AFOとの適合を考えた場合ボトックス注射を併用することでより適合性を高めることが可能となることがある．本症例もボトックスを施注後，AFO内で足趾が屈曲することがなくなった．それに加えて，下腿後面の張りの訴えが軽減している．「（AFOへの）足の収まり感が良い」との感想も聞かれていた．筋緊張が亢進しやすい片麻痺者では，

Ⅲ. 生活期の下肢装具療法事例

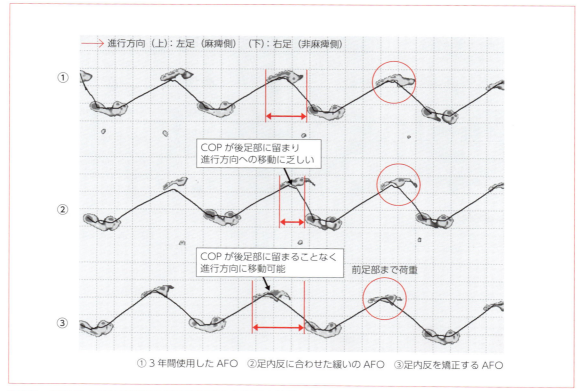

図 11 異なる AFO 装着時の歩行時足圧中心移動の軌跡

　一見，AFO と足部が適合しているようにみえる場合でも，AFO の中で踵部が浮いてしまっていることもあるため，靴を脱ぎ AFO と足部の位置がみえる状態で立位・歩行を観察すると良い．
　生活期の長い経過の中で，次第に歩行能力の低下が認められる場合，身体機能の低下のみならず，下肢装具の適合性を確認する必要があることを示唆する結果と言えよう．

2 歩行パラメーターの改善を目的としたトレーニングの実際とその効果

a）歩行トレーニングの背景

　片麻痺者の多くは，足圧中心（COP）を評価すると，後足部の一部など限られた狭い範囲内での COP の移動に留まることが多いが，AFO の使用により，麻痺側の COP 軌跡長が延長することが報告されている[4]．これは，麻痺側下肢が装具により関節の自由度が制限されることで，立脚時間が延長するためである．しかし，必ずしも歩行パラメーターの改善に即つながるわけではなく，AFO を使用することで筋活動が変化し，歩行トレーニングを繰り返したのちに，改善をみる場合もある．
　症例が①〜③の 3 種類の AFO を使用し歩行した際の，COP の移動を図11に示す．左足が麻痺側，右足が非麻痺側になる．②よりも①，①よりも③の AFO 条件で麻痺側 COP の移動範囲が延長し，一部ではあるが麻痺側前足部まで荷重できている様子がうかがえる．また，非麻痺側歩幅が拡大している（図11）．健常者の立脚期では「踵部→足関節→前足部」と回転中心を移動させながら，身体を前方に回転させている[5]．したがって，COP の位置も「踵部下→

146

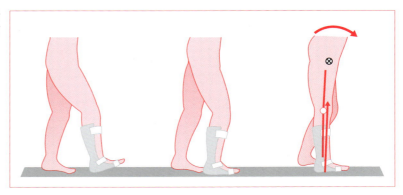

図12 体幹を前傾させ下腿の急激な前傾を抑制する

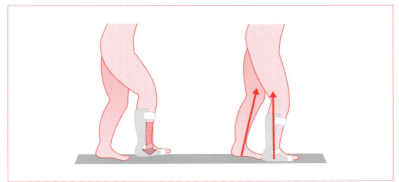

図13 底屈制限のAFOでみられるスタンプ様の歩容

足関節下→前足部下」と移動させる必要がある．②のように，COPの前方向への移動が少ないということは，歩行速度の停滞，立脚期における「勢い」の喪失をあらわしている．結果，対側下肢の歩幅が狭小化してしまう．

図11をみると，麻痺側である左側のCOPの移動は，非麻痺側の歩幅の改善が顕著である③のAFOを使用した場合においても，足長の2/3程度に留まり，左右差が存在する．症例は数年間，足関節底屈制限AFOを使用していた．このAFOを使用することで，ICからの急激なLRに伴い下腿が前方に押し出され，質量中心（Center of mass：COM）とCOPとの間に乖離が生じバランス不良が生じる．これを回避するために代償的に体幹を前傾させCOPを後足部に留める戦略をとりやすくなる傾向がある（図12）．また，このような歩容を継続すると，床反力ベクトルは膝関節の前方を通り反張膝が出現しやすくなる（図12）．この問題を解決するためには，ICを足底全面で打ち下ろすように行うことが求められる．しかし，足を打ち下ろすような歩容では，歩幅が狭く，床反力が上向きに作用するため，前方推進力が生じにくくなる（図13）．当然，COPの移動範囲も限られてくる．

したがって，症例の麻痺側COPが前足部下まで移動可能となるような課題を課すことで，前方推進力の向上により歩行機能の改善が可能であると判断し，麻痺側IC後の速やかな前方移動を意識したステップ練習を歩行トレーニングに導入した．

b）歩行トレーニングの実際

ステップ練習中は，通常歩行よりも大きな非麻痺側ステップ幅とスピードを課題とした．し

Ⅲ．生活期の下肢装具療法事例

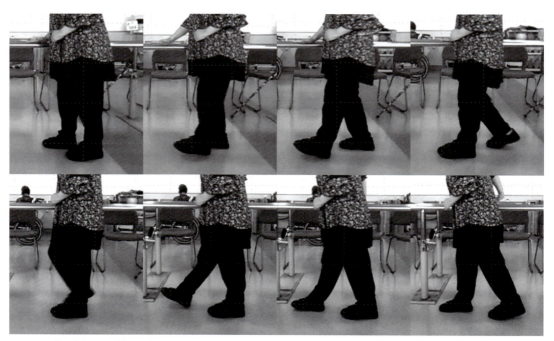

図14 麻痺側下肢（底屈制限 AFO）の足圧中心前方移動を意識したステップ

図は麻痺側下肢→非麻痺側下肢の順で行っている．左上の写真から右下の写真へツーステップしている．前方移動を円滑にする目的で支持手は手すりの上にのせ滑らせるように動かす．

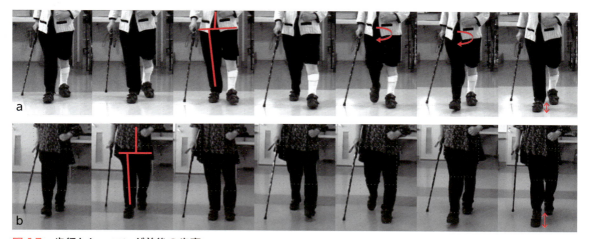

図15 歩行トレーニング前後の歩容

a：トレーニング前．麻痺側下肢の立脚時に体幹を対側に回旋させている．杖への依存をうかがわせる．
b：トレーニング後．左右対称的な姿勢となり歩幅が上図と比較すると拡大している．

たがって，課題遂行を可能とする難易度調整のため，また，転倒を回避するというリスク管理上の観点から，平行棒を使用して行った．ステップは麻痺側→非麻痺側の順で行い，「非麻痺側下肢をできるだけ早く大きく出す．」ことを要求した．歩行時の足圧中心移動を意識的に行うことは難しいため，代理手段として対側の下肢を出すよう指示することとした（図14）．

　図15をみると，歩行トレーニング後は，非麻痺側下肢の歩幅が拡大していることがわかる．また，トレーニング前は，麻痺側立脚期で杖に寄りかかるように歩行していたが，トレーニン

148

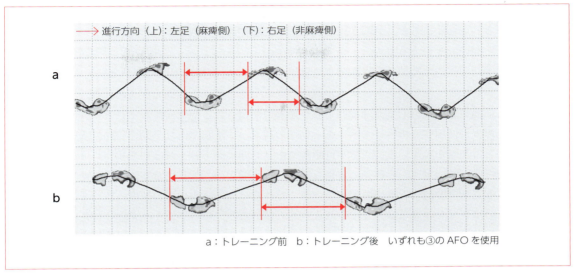

図 16　歩行トレーニング前後の足圧中心移動の軌跡

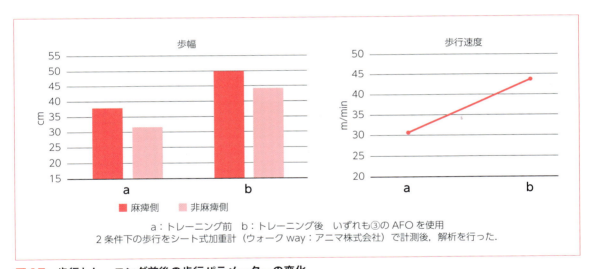

図 17　歩行トレーニング前後の歩行パラメーターの変化

グ後では軽減している．また立脚期の肢位は左右対称に近づいている．
　COPで，移動の軌跡は，ステップ練習後の歩行が最も直線的で，前足部までしっかりと移動していることが確認できる（**図16**）．歩行パラメーター上は，ステップ練習後の歩行が，麻痺側・非麻痺側歩幅が大きく，歩行速度が速かった（**図17**）．

c）ステップ練習を取り入れた歩行トレーニングの意義と注意すべきポイント

　下肢の振り出しによって生み出された運動エネルギーは，前脛骨筋による衝撃緩衝システムを利用して，位置エネルギーへと変換されて重心を高めるために用いられる．このシステムを利用することで，歩行時の前方推進力を失うことなく，効率の良い歩行が可能となる．運動麻痺が出現した場合，前脛骨筋の機能不全により，このシステムが作用しなくなる．このような

Ⅲ. 生活期の下肢装具療法事例

場合，下肢装具の足継手に底屈を制動する継手（油圧制動式継手）を用いることで，機能を補完できる場合があるが，麻痺が重度なケース，膝伸展位での HC が不可能なケースでは適応とはならない．そのような場合，より固定性の高い装具を用いることが多い．固定性の高い装具の継手は必然的に関節運動を制限する継手になるため，麻痺側下肢の運動は制限される．結果，前脛骨筋による衝撃緩衝システムが機能しなくなるため前方推進力が失われる．すると，失われた推進力を補う目的で非麻痺側下肢が過剰に使用される機能代償が生じる．非麻痺側下肢を必要以上に使用する歩行はエネルギー効率の観点から不利であり，動作時筋緊張を亢進させる一因ともなりかねないため，総歩行距離や生活範囲に悪影響を及ぼしやすい．

麻痺側下肢の足圧中心移動に着目したステップ練習は，装具により固定された足部に起こりがちな立脚期の前方推進力の停滞をできるだけ避け，効率的に歩行速度の改善を図る目的で，歩行のプレエクササイズとして取り入れたものである．歩行能力を改善させるためには，実際に歩行量を増やしていく必要があるが，具体的な治療戦略を練らずに，単純に歩行を繰り返すトレーニングよりは効果的なのではないかと考える．

本章で紹介したステップ練習は，底屈制限 AFO で勢いよく接地させても動揺を制御できる膝関節の機能や，ある程度大きな歩幅での歩行が可能である股関節の機能を有している場合に適応となる．これらの関節に機能低下が生じている場合は，起立練習や長下肢装具（KAFO）を用いたトレーニングが適しているかもしれない．症例の歩行評価を基に，より適切なトレーニングの選択を行うことが肝要である．

おわりに

生活期の片麻痺者は入院中に十分なリハが行われた場合でも，長い経過の中で廃用や誤用により身体構造の変化，身体機能や歩行能力の低下が生じる場合がある．このような場合，AFO の適応を評価し，再作製することで得られる AFO の使用効果の他に，歩行トレーニングによる治療効果が得られる場合がある．生活期に関わる理学療法士は，症例の AFO や歩行を詳細に評価し，より効果的な対策を講じる必要があると思われる．

文献

1) 山本澄子：動作分析に基づく片麻痺者用短下肢装具の開発．理学療法科学 18：115–121, 2003
2) Lehmann JF：Biomechanics of ankle-foot orthoses：prescription and design. Arch Phys Med Rehabil 60：200–207, 1979
3) Abe H, et al：Improving gait stability in stroke hemiplegic patients with a plastic ankle-foot orthosis. Tohoku J Exp Med 218：193–199, 2009
4) Hesse S, et al：Non-velocity-related effects of a rigid double-stopped ankle-foot orthosis on gait and lower limb muscle activity of hemiparetic subjects with an equinovarus deformity. Stroke 30：1855–1861, 1999
5) 山本澄子ほか：身体の動き．身体全体の動き．ボディダイナミクス入門　片麻痺者の歩行と短下肢装具．医歯薬出版，東京，59–61, 2005

（芝崎　淳）

18 実践

足部内反が悪化した生活期片麻痺者に対する油圧制動付短下肢装具を使用した下肢装具療法

SUMMARY

- 症例は発症から3年5か月が経過した脳卒中片麻痺者で，退院後，自己判断から下肢装具を使用せずに歩行をしていた．外来通院時に再会した際，歩行時の動作時筋緊張が亢進し足部の内反がみられ，両側とも歩幅が狭小化し歩行速度の低下がみられた．

- 麻痺側下肢の振り出しは軽度の分廻し様であり，足部は内反位で接地するが，荷重に伴い内外反中間位となる．麻痺側立脚期は非麻痺側と比較すると，股関節伸展角，足関節背屈角が小さく，非麻痺側歩幅が狭小化していた．内反位で接地することで前脛骨筋による衝撃緩衝システムがうまく機能せず，足関節を中心とした倒立振子運動が形成されず立脚中期以降の推進力が低下する．推進力の低下は，対側下肢の歩幅の狭小化を招き，同側下肢の振り出しを努力的なものへと変化させ，その結果として内反が生じていると判断した．

- 前脛骨筋による衝撃緩衝システムを機能させ，推進力の減衰を防ぎ歩幅を拡大させるため，油圧制動付短下肢装具を使用したステップ練習を取り入れた．また，動作時筋緊張の亢進を防ぐ目的で，平行棒，杖と段階的に難易度を上げる歩行練習を実施した．加えて同様の練習を自宅で行うように指導した．

- 外来リハビリテーションと自主練習を継続した結果，足部内反はごく軽度となり，歩幅は左右ともに改善し，歩行速度が向上した．

症例提示

1 左被殻出血　50歳代　女性（発症後4年）

　症例は発症3日前から右半身のしびれを自覚していた．発症当日は仕事中で，トイレで手を洗っている時に右半身のしびれと脱力感が出現し，歩行が困難となり救急搬送された．搬送時は意識清明で明らかな運動麻痺は認められなかった．CTでは左被殻出血が確認された（1.7 cm×1.0 cm×2.0 cm≒1.2 ml）（図1）．降圧剤を使用し治療が開始されたが，約30分後に意識レベルが低下（JCS1），重度の運動麻痺と失語が出現し，CT上出血の増大が確認された（3.0 cm×1.8 cm×3.0 cm≒8.0 ml）（図2）．

Ⅲ. 生活期の下肢装具療法事例

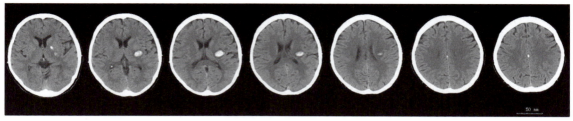

図1 搬送直後のCT画像

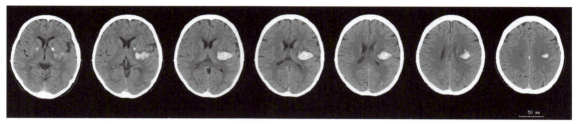

図2 搬送30分後のCT画像
血腫が拡大し内包後脚を圧排しているように見える．また，上側方へ伸展し，放線冠レベルでの拡大が認められる．

2 入院リハビリテーションの経過

　収縮期血圧の管理は140 mmHg以下とする指示であったが，血圧のコントロールが不良で，リハビリテーション（以下，リハ）は3病日目から開始した．開始日にヘッドアップ座位で嘔吐した．CT上，脳浮腫がやや拡大していたが意識レベルに変化はなかった．その後，症状の悪化や出現はなく，発話が円滑になり始めた5病日目から起立練習が行われた．運動麻痺はBrunnstrom recovery stage（Br.stage）でⅠ–Ⅰ–Ⅱ（上肢–手指–下肢）であり，重度の感覚障害を認めた（0／10）．歩行トレーニングは主治医の許可が得られた10病日目から行われた．備品の油圧制動付長下肢装具（Gait solution-knee ankle foot orthosis：GS-KAFO）と平行棒を使用した歩行トレーニングが行われたが自力での振り出しは困難であり，麻痺側立脚期に骨盤が外側に偏位するため，股関節内転位での支持となり体を支える必要があった．13病日目にはGS-KAFOを用い，無杖にて歩行トレーニングを試みた．開始当初は介助者に寄りかかるような歩容となり，練習量が十分に確保できない状況であった．CT上（図2），症例の血腫は内包後脚に及んでおり，重度の運動麻痺が認められた．また，症例は下肢が細く，備品のGS-KAFOを用いるとフィットせず，隙間が生じた．隙間を埋める目的で，装具と下肢の間にバスタオルを挟み使用したが，それでも装具内で下肢が屈曲してしまう様子が観察された．そのため，歩行トレーニングには症例の身体にフィットしたKAFOが必要と判断し，24病日にGS-KAFOが作製された．運動麻痺はBr.stageでⅢ–Ⅰ–Ⅱまで改善し，無杖での歩行は約100 m可能となったが，初期接地（Initial contact：IC）から立脚中期（Mid stance：MSt）にかけて歩行速度が減衰する傾向があった．また，同時期にKAFOの大腿カフと大腿後面の間に介助者の手を入れると強い圧迫が感じられたことから，装具によりかかる傾向にあったことがわかる．この時点では，足関節を中心とした円滑な倒立振子運動が確立できていなかったと推察できる．27病日目には回復期リハ病棟に転棟し，集中的なリハが実施された．52病日

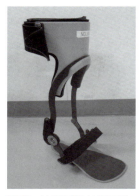

図3 油圧制動付短下肢装具（GSD）

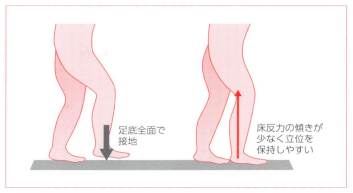

図4 HCが困難な場合にみられるスタンプ様の歩容

目にKAFOをカットダウンし，短下肢装具（Ankle foot orthosis：AFO）を使用しての歩行トレーニングが継続されたが，ICから反張膝が出現していた．その後，AFOの初期背屈角度を5°に設定し，通常の歩行トレーニングに加えて，ステップ練習，トレッドミル歩行を追加した結果，AFOを使用した歩行では，反張膝が目立たなくなった．しかし，裸足では依然として反張膝が出現していた．症例は，入院期間の半ばを過ぎ，病棟内歩行が自立となったころから，裸足もしくはORTOP®AFOを使用しての歩行自立を希望していたが，裸足では反張膝と足部内反が残存したために，新規に油圧制動付短下肢装具（Gait solution design：GSD）（図3）が処方された．GSDは油圧が2〜3，初期背屈角が5°で使用開始された．発症から6か月経過するころに自宅退院となったが，退院から1か月後の外来診察の際には，GSDを使用せずに裸足で通院する様子が診療録に記載されていた．

3 退院後の歩容

退院から3年経過した後，外来診察のために来院した症例と再会した．GSDは使用していなかった．歩容を観察すると，麻痺側足部は内反位のため踵接地（Heel contact：HC）が困難であり，「ベタン」と打ち下ろすような接地をしていた（図4）．また，歩幅が狭く，非麻痺側上肢を大きく振って歩いていた（図5）．症例は難易度の高い歩行を継続することによって，自己の能力改善につながると考え，AFOと杖をあえて使用していなかった．足部内反位での接地は，接地面が狭く，荷重量を減らす方策をとることが多い．この傾向は時間の経過とともに顕著となり，左右非対称性は増強する．このような歩き方を継続することで，麻痺側下肢機能は更に低下し，歩行機能も低下してしまう可能性がある．図5をみると麻痺側立脚期に骨盤が外側に偏移，殿部が後退し，荷重が不十分な様子がうかがえる．症例のリハの経過と退院時の様子から，麻痺側下肢機能および歩行能力が低下していると判断したため，主治医に上申し外来リハ開始となった．

Ⅲ. 生活期の下肢装具療法事例

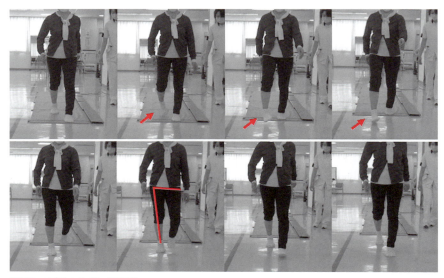

図5 症例の歩容（裸足）

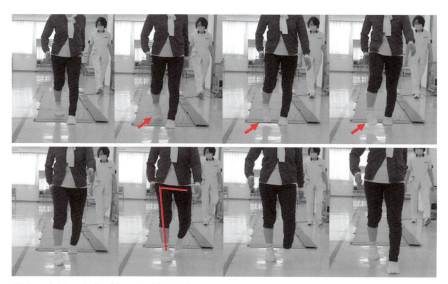

図6 症例の歩容（ORTOP®AFO）

装具を用いた理学療法介入

1 遊脚期に足部内反が生じる原因を探る

　遊脚期に足部内反が生じていたため，ORTOP®AFO を試用したが，足部内反および歩容に変化は認められなかった（図6）．ORTOP®AFO は主にドロップフットを改善させる目的で使用するため，固定力が弱い．そのため，立脚期に加え遊脚期においても足部内反の矯正は困難となる場合が多い．このような場合，足部内反への対策として，固定力の強い AFO を使用す

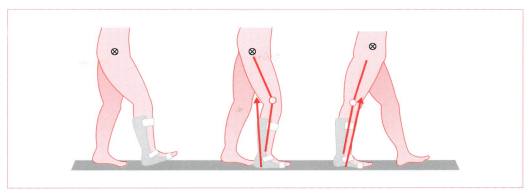

図7 足関節を固定することで生じる歩容の変化

ることで矯正を図ることがある．しかし，固定力の強いAFOは矯正力を高める代償として，下肢の運動を制限させ，歩行機能を低下させてしまうことがある[1, 2]（図7）．

症例は，スタンプ様に打ち下ろす歩容（図4）であるため，HCがみられず，前脛骨筋による衝撃緩衝システムが作用しにくい状態であった．そのため，足関節を軸とした倒立振子運動の形成が困難であり，立脚期の前方への推進力が減弱してしまう．歩幅は狭く，立脚終期（Terminal stance：TSt）の股関節伸展角と足関節背屈角が低下していた．TStの股関節伸展角および足関節背屈角の低下は，股関節屈曲モーメントおよび足関節底屈モーメントの発生を阻害し，遊脚初期に発生されるべき前方推進床反力モーメントが不足し，下肢の振り出しが努力的なものとなる要因になる．下肢の努力的な振り出しは動作時筋緊張を亢進させ，遊脚期の足部内反を悪化させる可能性がある．以上から，HC後の円滑な下腿前傾を再獲得することで，単脚支持期の推進力が向上し，歩行機能が改善するとともに，足部が内反する問題においても改善が得られるのではないかと推察した．

2　足部内反の改善を目的とした歩行トレーニング

歩行トレーニングの課題は，①衝撃緩衝を可能とする前脛骨筋の強化　②単脚支持期の足関節を軸とした下肢の前方回転運動　③TStに足関節底屈モーメントを発生させることを目的とした下腿三頭筋の強化　の3つとした．トレーニングの方法を以下に示す．

a）ステップトレーニング（GSD使用）

前脛骨筋や下腿三頭筋の収縮を得ることと，股関節伸展角度の拡大を目的に，非麻痺側下肢の前後へのステップを繰り返し行った．麻痺側足部の位置は，非麻痺側足尖から1歩分前に位置させた状態で開始し，麻痺側膝関節の過伸展や体幹前傾の有無を，理学療法士が確認，修正しながら，徐々に非麻痺側の接地位置を前方に移動させステップを行った（図8）．ステップトレーニング中は理学療法士が症例の側方に位置し，下腿の前傾や股関節伸展を介助しながら行い，足関節を軸とした倒立振子運動の出現が確認できるようになってから徐々に介助を外していった．

非麻痺側下肢のステップに合わせるように，麻痺側下腿が適切なタイミングで前傾し，麻痺側股関節伸展角度の拡大が認められるようになったのちに，麻痺側足部を1歩下げた状態から，

Ⅲ. 生活期の下肢装具療法事例

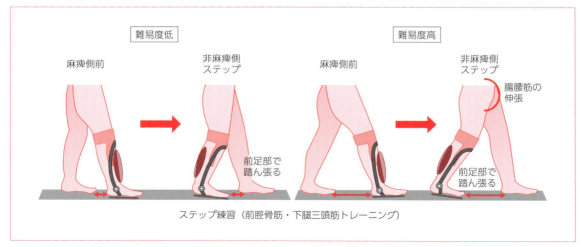

図 8 麻痺側下肢を前にした非麻痺側下肢のステップトレーニング

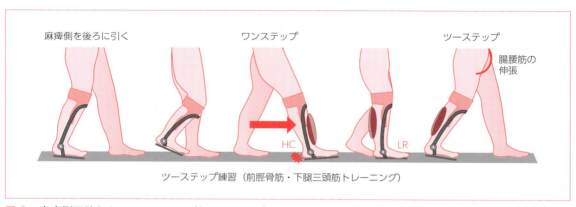

図 9 麻痺側下肢からのツーステップトレーニング

　麻痺側→非麻痺側のツーステップトレーニングを実施した．この練習は麻痺側ICにおける，前脛骨筋の遠心性収縮と追随して起こる荷重応答期（Loading response：LR）の足関節運動を学習する目的で行った．そのためツーステップトレーニングは手すりを使用し，できるだけ早く，リズミカルに行った（図9）．理学療法士は症例の側方に位置し，麻痺側の遊脚においては，できるだけ遠くに勢いよくHCできるように，足を送り出すような介助を行った．大きく勢いよくHCできれば，足関節の底屈トルクが高まり，前脛骨筋の遠心性収縮が生じやすくトレーニング効果が期待できると考えた．

b）歩行練習（GSD使用）

　GSDの油圧は，HCからLRまでのスピードや下腿の前傾角を確認しながら適宜調節した．症例が日常行っていた杖を使用しない歩行では，足部の接地位置が一定せず，歩幅がばらついていた．体は左右に揺れる不安定な歩行であるため動作時筋緊張が亢進しやすく，膝関節屈曲位での接地や足趾の屈曲が生じていた．杖を使用することで，これらの問題の軽減が確認できたため，歩行練習は杖を使用して行った．しかし，杖を使用した歩行でも，ICにおける膝屈

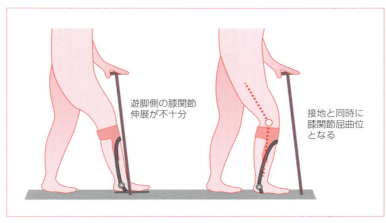

図10 荷重応答期に起こる膝屈曲運動

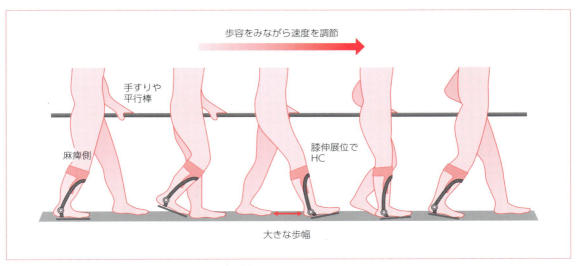

図11 難易度を考慮した歩行トレーニングの例

曲運動が出現することがあった（図10）．歩行速度や環境の調節で歩容が変化することを臨床上よく経験する．症例は平行棒内でゆっくりと歩行することで，遊脚終期に膝関節が伸展し，HCが可能であった．そのため，歩行トレーニングは平行棒内で低速度から開始した（図11）．しかし，歩行速度を下げたままでは難易度が低すぎるため杖歩行への移行につながり難いと考え，歩容を確認しながら，平行棒内での歩行速度を徐々に上げる方策をとった．その後，杖歩行の試行を重ねながらICにおける膝屈曲運動が出現せず，HCが可能なことを確認したうえで，杖歩行へと移行していった．

歩行補助具もしくは手すりを使用すると，支持基底面が広く単脚支持が安定する．また，歩行速度を下げることで，さらに難易度を下げることが可能となり，動作時筋緊張の亢進を防ぎやすくなる[3]．そのため，ICで膝関節が伸展しHCが可能となったと思われる．

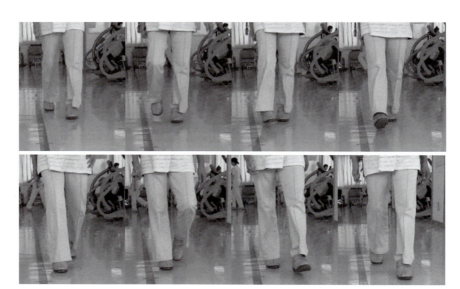

図12　歩行トレーニング後の歩容（GSD使用）：前額面

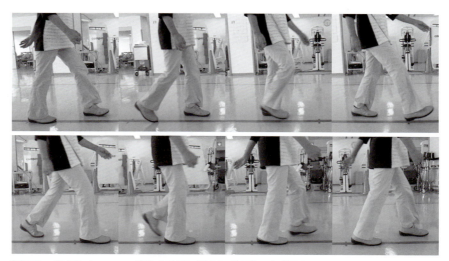

図13　歩行トレーニング後の歩容（GSD使用）：矢状面

c）在宅歩行トレーニング

　外来リハの限られた時間内では，歩行トレーニングの量は十分に確保できたとは言い難い．短期間で効果を上げるために，GSDを自宅でも継続して使用することが望ましいと考えた．外来リハでは，歩容を確認し，条件（例えば杖を使用する，どのくらいの速さで歩くか，どのくらいの歩幅で歩くか，どのくらいで休憩するか，なるべく直線歩行をする，GSDの油圧など）の設定を行った．症例には，この条件のもと，自宅周辺の環境で自主的なトレーニングを継続してもらうように依頼した．ただやみくもに「歩いてください．」と指導するのではなく，目標とする歩行像を共有し，歩幅や速度，補助具の有無などを具体的に指示することで，質の高い自主トレーニングと，その量の確保が可能となることがある．ただし，「足を上げましょう．」

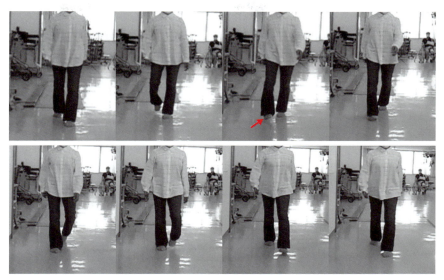

図14 外来リハ終了時の歩容（裸足）：前額面

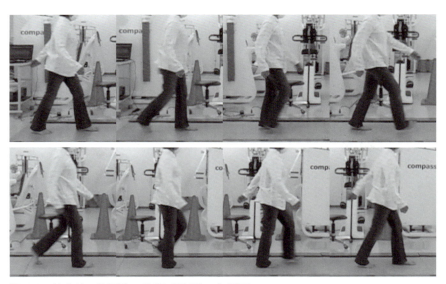

図15 外来リハ終了時の歩容（裸足）：矢状面

「つま先を上げましょう．」「膝を曲げましょう．」といった，関節運動の指示には注意が必要である．イメージがつきにくく，一人で練習する環境では，内容を順守することが難しいため，誤用につながる恐れがあり，効率的なトレーニングの実施が困難となる可能性がある．

d) 歩行トレーニングの結果

ひと月あたり2〜4回の外来リハを3か月ほど継続したところ，歩幅や歩行速度が改善した．GSDを使用した歩行では足部の内反はほとんどみられなくなった（図12，13）．9か月が経過するころには外来リハが終了となり，裸足での歩行が可能となったが，足部内反は軽度残存していた．外来リハ開始前は，足部内反が遊脚期全般を通してみられHCが不可能であったが

Ⅲ. 生活期の下肢装具療法事例

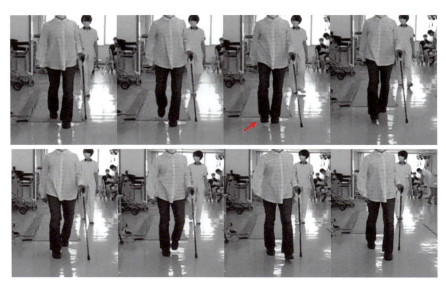

図16　外来リハ終了時の歩容（ORTOP®AFO）：前額面

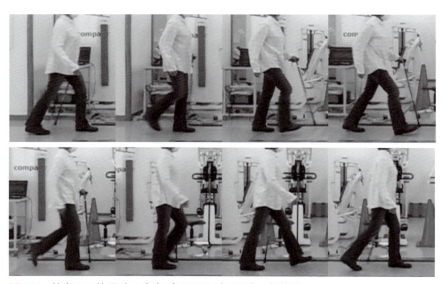

図17　外来リハ終了時の歩容（ORTOP®AFO）：矢状面

（図5），この頃の裸足歩行は足部内反が遊脚初期から中期にみられ，遊脚終期では，以前よりも膝関節が伸展し，足部内反が目立たず HC している様子が確認できる（図14, 15）．しかし，症例自身が足部の内反を自覚しており，「足先が下がっている」という違和感を訴えていたため，ORTOP®AFO を試験的に使用した．すると GSD を使用した状態と比較すると歩幅，歩行速度にはやや低下がみられたが，屋外歩行自立レベルの歩行速度が確保でき，足部の内反はみられなかった（図16, 17）．症例は，入院中から裸足もしくは ORTOP®AFO を使用しての歩行再獲得を希望していた経緯がある．また，「（遊脚中）つま先が上がっていて歩きやすい」と感想を述べていたため，更生用装具として ORTOP®AFO を購入するに至った．外来リハ開始直後

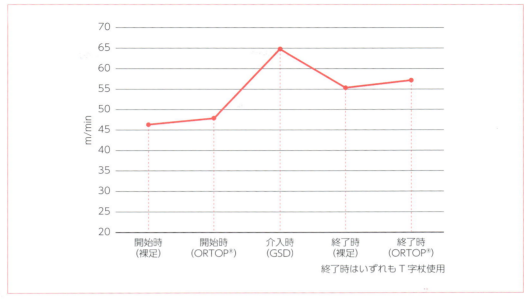

図18 快適歩行速度の変化

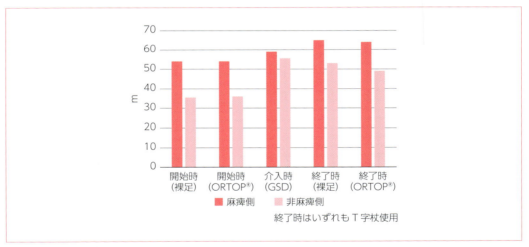

図19 歩幅の変化

の歩行機能と比較すると歩行速度と非麻痺側歩幅に大幅な改善が得られた（図18, 19）. 麻痺側下肢はHCが可能となり, 足関節を中心とした倒立振子運動が形成された. それに伴い, 非麻痺側下肢の歩幅が拡大し, 麻痺股関節はTStにかけて伸展するようになった. TStにかけて股関節が伸展することで, 腸腰筋が伸張され, 股関節の屈曲, すなわち振り出しが容易となった. 振り出しの改善は動作時筋緊張が亢進することを防ぎ, 麻痺側足部の内反を軽減させた可能性がある. 症例の歩容の変化は, 入院リハ終了後2～3年の間に生じたものであった. そのため, 今後, 同様の経過をたどる可能性を考え, 外来リハで行ったプログラムを自主練習メニューとして紙面にまとめ, 外来リハ終了後継続的に実施してもらえるよう指導した. また,

III. 生活期の下肢装具療法事例

外来リハ終了後は，外来通院時にリハ室を来訪してもらう形でフォローすることにした．

3 流動的な生活期片麻痺者の歩行機能

入院リハ終了後に，在宅生活に移行し，生活スタイルの変化から歩容が変化するケースを目にすることが多い．入院リハにおいても，退院後の生活をイメージし，それに即した理学療法を実施しているはずだが活動量や生活範囲は時間の経過とともに変化するものであり，とても対応しきれるものではない．また，今回提示した症例のように，自己判断でAFOや歩行補助具を使用しなくなる症例も多く存在する．なかには，異常動作が出現し歩行に影響をきたしてしまう場合もある．しかし，歩きにくさやフラツキ感，活動量の低下を自覚できたとしても，何が異常で，どのように対処すれば良いかわからない状況にある症例が大部分を占めると言える．このような場合，現状の説明や対策を助言できる理学療法士が身近に存在することで解決策を見出すことが可能となる．

おわりに

入院リハを担当する理学療法士は，退院時に使用しているAFOの機能と役割，歩容が変化する可能性があることを伝えた上でフォローアップの重要性を症例に説く必要がある．また，生活期を担当する理学療法士は，症例の変化に鋭敏になるとともに，歩行機能やAFOの評価を十分に行い，トレーニングやAFOの再作製，環境や道具の調整など，歩行機能の維持・改善につながる対策を講じるための柔軟な行動力を持ち合わせることが求められる．

文献

1) 山本澄子：動作分析に基づく片麻痺者用短下肢装具の開発．理療科 18：115-121，2003
2) Lehmann JF：Biomechanics of ankle-foot orthoses：prescription and design. Arch Phys Med Rehabil 60：200-207, 1979
3) 村上忠洋ほか：片麻痺に対する短下肢装具の適応基準—異常歩行と動作時筋緊張の観点より—．日義肢装具会誌 17：17-21，2001

（芝崎　淳）

19 実践

重度の反張膝と足部内反が出現した生活期片麻痺者に対する油圧制動付長下肢装具を使用した下肢装具療法

SUMMARY

■ 症例は発症から約2年が経過した脳卒中片麻痺者である．歩行は短下肢装具を使用し監視で可能なレベルであったが，時間の経過とともに歩行時の反張膝と足部内反が顕著に出現し，二次的な関節障害の出現が危惧された．

■ 歩行時，麻痺側は股関節内旋位で分廻し様に振り出し，初期接地から，短下肢装具に寄りかかる傾向が強く，立脚期全般を通して膝関節は伸展位であった．また，装具内では足部が内反し装具の足底内側部が常に浮いている状態であった．立脚初期から膝関節が伸展位となり，前回りの回転力が生じにくくなることで前方への推進力は著しく低下することになる．前方推進力の低下と内反尖足位のため，本来であれば立脚中期以降にみられるはずの股関節の伸展は困難となり，麻痺側下肢は床面とのクリアランスを得るために分廻し様に振り出さざるを得なくなる．このような非効率的な歩行を継続することで動作時筋緊張が亢進し，歩容の悪化と内反尖足を助長していると判断した．

■ 立脚初期から生じている反張膝を改善させ，推進力を高めるためには，前脛骨筋による衝撃緩衝システムを機能させ，立脚初期からの下肢のスムーズな前方回転を生じさせる必要がある．症例の麻痺が重度で，足部内反や立脚初期からの膝関節伸展位がすでに定着していた．このような状況で歩行トレーニングを行う場合，足部内反の矯正と，足関節を中心とした回転運動を効率的に引き出す道具や環境の設定が必要となる．そのため，歩行トレーニングには，油圧制動付長下肢装具を使用することにした．

■ トレーニングの結果，歩行時の反張膝と内反尖足が軽減し歩行速度が改善した．また，内反尖足を予防する目的で，固定力の強い金属支柱付短下肢装具を作製し，歩行自立に至った．

症例提示

1 左被殻出血　40歳代　女性（発症後2年）

　発症当時，症例には定期的な通院や内服薬はなく，健康診断は受けていなかった．過去に妊娠中の高血圧のため3か月ほど降圧剤を内服していたことがある．発症当日は友人の運転する車で外出中であった．車から降りる際に足元がおぼつかなく，そのまま倒れこんだため救急車を要請，搬送された．搬送時は発語がなく，意識障害があり（JCS：Ⅱ-10），重度の右片麻

163

Ⅲ. 生活期の下肢装具療法事例

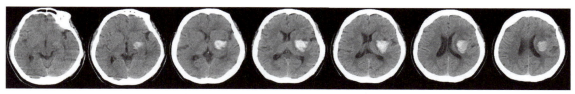

図1 救急搬送直後のCT画像
左被殻に血腫が認められ内包後脚にまで及んでいる．被殻出血分類はⅢa型．

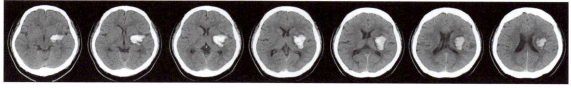

図2 運動麻痺進行後のCT画像
血腫が拡大し周囲には水分の貯留によるものと思われる低信号域が認められる．

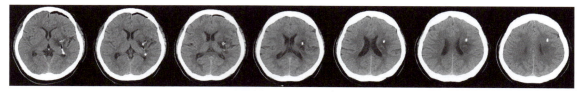

図3 血腫除去術直後のCT画像
術直後のためドレーンチューブが挿入されている．

痺が出現していた．頭部CTでは左被殻出血が認められた（≒10 ml）（図1）．降圧剤を使用し治療が開始されたがコントロール不良であり，収縮期血圧は140〜180 mmHgの域で変動していた．同日夜勤帯に運動麻痺が進行，運動麻痺はBrunnstrom recovery stage（以下，Br.stage）でⅠ-Ⅰ-Ⅰ（上肢-手指-下肢），意識レベルの低下もみられた．頭部CTの結果，血腫の増大が認められ，病巣周囲には浮腫が出現していたため，脳圧降下剤が追加された（図2）．4病日目にステレオ血腫除去術が施行され，約20 mlの血腫が除去された．術後のCT画像を図3に示す．術後も血圧は高値で推移し，6病日目に中心静脈栄養が開始，7病日目に経鼻経管栄養が開始された．意識障害は改善がみられ（JCS：Ⅰ-2），来室者に反応を示し，発語が可能となってきた．

2 入院リハビリテーションの経過

リハビリテーション（以下，リハ）は，入院当日に処方され，2病日目からベッド上で関節可動域練習が開始された．ステレオ血腫除去術のため一旦リハは中止となったが，術後2日目（6病日目）には再開された．その後，9病日目に下肢静脈検査が実施され，血栓の存在が否定されたことに加え，血圧のコントロールが良好となったため，離床が許可された．10病日目には備品の油圧制動付長下肢装具（Gait solution-knee ankle foot orthosis：GS-KAFO）（図4）を用いた歩行練習を平行棒内で開始したが，麻痺側の振り出しは全介助の状態であり，立脚期には装具への寄りかかりが強く，装具内で膝関節が軽度屈曲位となっていた．

14病日目には回復期リハ病棟へ転棟となり積極的なリハが行われるようになった．運動麻痺はBr.stageでⅠ-Ⅰ-Ⅱであり，感覚障害は重度，喚語困難に加え右半側空間無視が認めら

図4　備品の GS-KAFO

足継手には油圧制動とダブルクレンザック継手を使用している．後に作製された本人用の下肢装具も同様のタイプとなる．

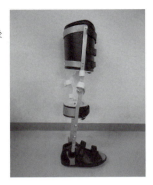

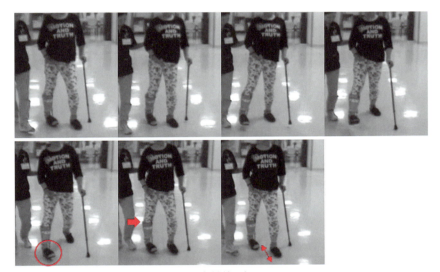

図5　利用開始時の歩容（AFO，T字杖使用）

分廻しで振り出した下肢は足部外側での接地（赤丸）に加え，立脚期の反張膝（赤矢印）が特徴

れた．回復期リハ病棟へ転棟した翌日に，単独で移乗を試み車椅子から転落した．この頃には，起立および移乗時に足部の内反がみられ，立位が不安定であったため看護師から病棟生活で使用できる装具を検討するよう依頼があった．その後，22病日目に下肢装具が処方され，GS-KAFO が作製された．GS-KAFO を使用した歩行練習は後方介助で行われた．発症から1か月半が経過するころには，運動麻痺が Br.stage で II–II–III まで改善したが，動作時筋緊張の亢進が目立つようになった．歩行は GS-KAFO と T 字杖を使用し軽介助で可能なレベルとなった．69病日目には装具がカットダウンされ，短下肢装具（Ankle foot orthosis：AFO）と T 字杖を使用しての歩行練習を継続した．106病日目には AFO と T 字杖を使用し病棟内歩行が見守りで可能となった．その後，外出・外泊を繰り返し，191病日目に自宅退院となった．

3　通所リハビリテーション利用時の歩行

　退院後は，短時間型（1～2時間）の通所リハを週2回の頻度で利用することになった．歩行は T 字杖と KAFO をカットダウンした AFO を使用し見守り歩行のレベルであったため日常の移動手段としては車椅子を使用していた．利用開始時の歩容を図5に示す．麻痺側下肢は分

Ⅲ. 生活期の下肢装具療法事例

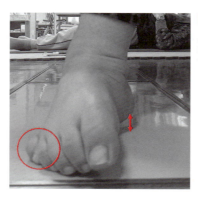

図6 裸足で立位を保持した際の足部の様子
足部の内反が強く, 足部外側で体重を支えている. 足趾は屈曲し, 第Ⅳ, Ⅴ趾先端および外側面が床に接している (赤丸). 足部のアーチは高く, 踵が床から浮いている (赤両矢印).

廻し様の振り出しで, 股関節内旋が強く, 足部には内反が認められた. 立脚期の麻痺側下肢を観察すると, 足部外側のみで接地している様子がよくわかる. 支持面の狭い不安定な状態で歩行を続けることによって, 安定性を確保させようと下肢筋は同時収縮することがよくある[1]. 結果, 足部の内反は余計に強く出現する. また, 股関節伸展および足関節背屈が乏しいにもかかわらず, 非麻痺側下肢は前型の歩容であり, 体幹の前傾が生じていた. 麻痺側下肢の立脚時間は短縮し, 荷重量も非麻痺側と比較すると少ない状態であった. この歩容を継続することで左右非対称性は益々強くなるとともに, 麻痺側下肢の機能低下の出現が懸念された. また, 麻痺側下肢は床面とのクリアランスを確保するために分廻し様に振り出していたが, それでも躓きが目立ち, 転倒のリスクが非常に高い状態であった.

装具を用いた理学療法介入

1 介入初期の歩行トレーニングと経過

　AFO はダブルクレンザック継手により背屈5°程度で固定されていた. 症例の足関節の可動域は著しい制限がないが, 動作時筋緊張が亢進しやすく, 歩行時は AFO の中で踵が浮いていた可能性が高い. 裸足で立位を保持すると図6のように著しい内反尖足が認められた. このままでは胼胝の出現に伴う疼痛の発生や, 足関節には靱帯損傷などの二次的な機能障害が出現する恐れがあった. そのため, 通所リハでは歩容の改善を目的に, 歩行トレーニングを中心としたプログラムが設定された. 症例の運動麻痺は重度であり, 前額面上のアライメントの崩れが大きかったため, トレーニングに GS-KAFO を再び使用することにした. GS-KAFO を使用した歩行練習の様子を図7に示す. 足関節を軸とした倒立振子運動がみられ, 立脚終期 (Terminal stance：TSt) の股関節伸展角が拡大してきたところで GS-KAFO の膝継手ロックを外し膝関節の屈曲が可能な状態で歩行練習を継続した (図8). なお, トレーニングには備品の GS-KAFO を使用した.

　約4か月の通所リハ利用により, 歩行時の足部内反が改善し, TSt の股関節伸展角の拡大, 歩幅の拡大が得られた. 症例所有の GS-KAFO をカットダウンし, AFO として継続使用するこ

19. 重度の反張膝と足部内反が出現した生活期片麻痺者に対する油圧制動付長下肢装具を使用した下肢装具療法

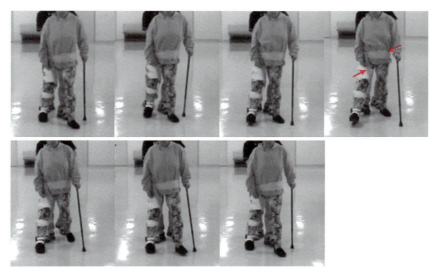

図7　歩行練習の様子（前額面）
股関節が内旋しやすいためバンド（実線矢印）を使用しKAFOの内側支柱を外側に引き出すように牽引している．このバンドは腹帯様に巻いたもう一本のバンド（破線矢印）に固定している．

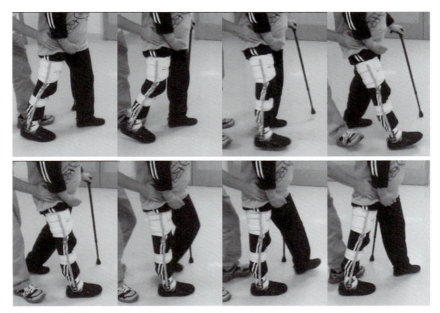

図8　歩行練習の様子（矢状面）
反張膝や膝折れが見られなくなったが，足部の内反が残存していたため固定を強固にする目的で膝継手のロックを外したGS-KAFOを使用し歩行練習をしばらく継続して行った．

とも考えたが，下肢筋の萎縮があり，下肢周径とAFOのサイズが合わなくなってきたため，足継手にtamarack継手を採用したプラスチックタイプのAFO（Mold ankle foot orthosis：MAFO）を再作製した．MAFOを使用した歩行の様子を図9に示す．

167

Ⅲ. 生活期の下肢装具療法事例

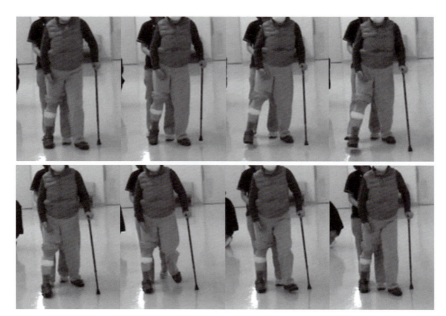

図9　MAFOを使用した歩行の様子
利用開始時の歩行（図5）と比較すると足部の内反が改善されているが，GS-KAFOを使用した歩行（図7）と比較すると歩幅が狭い．

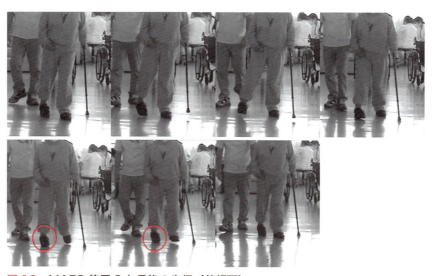

図10　MAFO使用3か月後の歩行（前額面）
一時，目立たなくなっていた足部の内反が再び確認できるようになってきた（赤丸）．振り出し時の躓きも出現するようになった．

2　MAFOの使用で新たに出現した問題

再作製されたMAFOを使用し，在宅生活を継続したが，3か月を経過する頃に，足部内反の悪化を認めた（図10，11）．症例の足部内反は立位，歩行と動作の難易度が増すごとに強く出現していた．GS-KAFOを使用した歩行トレーニングにより歩行機能が一時的に改善した

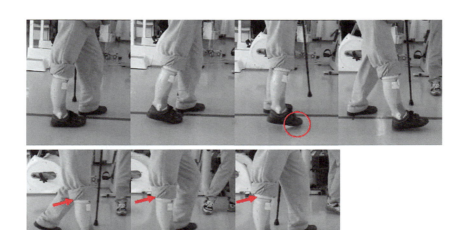

図11 MAFO使用3か月後の歩行（矢状面）
床面とのクリアランスはわずかであり（赤丸），立脚初期に生じる膝関節伸展が立脚終期まで見られる（矢印）．

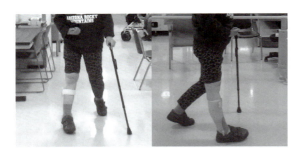

図12 MAFOを使用した歩行の様子

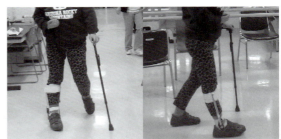

図13 金属支柱付AFOを使用した歩行の様子

ものの，MAFOの固定力では，症例の足部内反を矯正することが困難であった可能性がある．また，GS-KAFOを使用した歩行（図7, 8）とMAFOを使用した歩行（図9）を比較すると，MAFOを使用した場合，歩幅が狭くなっていることがわかる．つまり，MAFOの固定力では，症例の非麻痺側歩幅を延長させるほどの麻痺側下肢の安定を得ることが困難であったことが考えられる．足部の固定力が弱い状態での歩行を継続することで足部は同時収縮を強め，麻痺側足部内反の悪化と歩行機能の低下が生じた可能性がある．

3 課題難易度の設定に配慮した歩行トレーニング

症例の麻痺側下肢は股関節内旋位で分廻し様に振り出し，足部は内反し，初期接地（Initial contact：IC）から荷重応答期（Loading response：LR）にかけてAFOによりかかるような歩容となっていた（図12）．この歩容は，足関節の固定力を強化することで改善する可能性も考えられたため，金属支柱付きのAFOを使用してみたが，さほど変化はなかった（図13）．症例は通所リハ利用開始直後にも同様な歩容を呈していたが，GS-KAFOを用いた歩行トレー

Ⅲ. 生活期の下肢装具療法事例

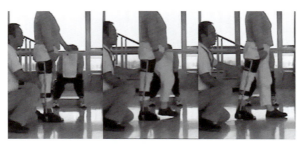

図14 ワンステップ練習の様子

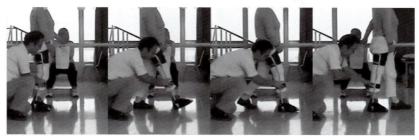

図15 ツーステップ練習の様子

ニングの結果，歩容の改善が可能となった経緯がある．この時は，麻痺側下肢の足関節を軸とした倒立振子運動が可能となり歩幅が拡大したため，MAFOを作製し在宅での歩行が可能となった．しかし，数か月で歩容がGS-KAFOによる歩行トレーニング前の状態に戻ってしまった．これはGS-KAFOからAFOへの移行が急すぎたために，麻痺側前脛骨筋や股関節伸展筋の運動学習が不十分であった結果と考えることもできる．そのため，再度GS-KAFOを用いた歩行トレーニングを行うことにした．歩行トレーニングは動作の定着を図る目的でステップ練習から歩行練習へ，平行棒使用から歩行補助具使用へ段階的に進め，難易度を徐々に上げていくように工夫した．

a）歩行の事前トレーニングとしてのステップ練習

症例は歩行時の動作時筋緊張が亢進しやすいため，平行棒を用いて麻痺側下肢を支持脚とした反復ステップ（ワンステップ練習）から開始した（図14）．練習では，まずGS-KAFOの膝継手をロックし，非麻痺側下肢を前後にステップさせた．ステップ幅は，初め狭く徐々に拡大させ行った．ステップ位置の目安となるように，床上には理学療法士の足や棒などで目標を設定した．ステップの際には，麻痺側股関節伸展と足関節背屈が生じるように，徒手的な修正を行い，麻痺側の下肢は足関節を軸に前後に倒すイメージで運動するよう口頭で指示した．足関節を軸とした倒立振子運動がみられ，足関節背屈および股関節伸展の運動範囲が拡大してきたところでツーステップ練習に移行した．

ツーステップ練習は，膝継手のロックを外し，麻痺側→非麻痺側の順で行った（図15）．まず麻痺側膝を勢いよく前方に押し出し踵接地させる．接地時の衝撃を強くすることで，足関節底屈モーメントを発生させ，足関節背屈筋の遠心性収縮を生じさせる．次に，それに伴って生じる下腿前傾をタイミングよく発生させるために，2ステップ目の非麻痺側下肢をできるだけ

早いタイミングで前に運ぶことを意識し，徒手的な介助や口頭指示を加えながら行った．

b）GS-KAFO を使用した歩行トレーニング

GS-KAFO を使用した歩行トレーニングでは，大脳の半球間抑制を考慮し，無杖でのリズミカルな歩行が勧められているが[2]，生活期の片麻痺者は，長期に渡る経過の中で，歩行パターンがすでに構築されているため，治療者の誘導を受け入れられない症例も存在する．無杖がよいのか平行棒を使用したほうがよいのか，歩行補助具を使用したほうがよいのか，その種類はどうなのか，歩行練習のキーポイントとなる麻痺側への荷重と股関節伸展運動が可能となる条件を探り，トレーニングに取り入れる必要がある．

症例は歩行トレーニングに T 字杖を使用したが，GS-KAFO への寄りかかりがみられ，股関節伸展筋の収縮は，ほぼ触知できなかった．そこで，平行棒を使用して歩行してみたところ，明らかに股関節伸展筋の収縮が増した．したがって，症例の歩行トレーニングは，平行棒内から杖歩行へと反応を確認しながら進めていった．

c）AFO への変更を円滑に進めるための事前トレーニング

KAFO は運動麻痺が重度な場合でも，その長いレバーアームを活かして足関節を中心とした下肢の前方回転いわゆる倒立振子運動を可能とするツールである．歩行トレーニングによる下肢機能の改善が不十分な場合，より短い AFO を使用した場合，荷重に伴う膝関節の屈曲が出現することや，荷重応答期に下腿が後傾し膝関節が過剰に伸展してしまうことがある．また，カットダウンの際にも急激な難易度の変化に適応しきれずに同様の症状が出現する場合がある．本症例は GS-KAFO を使用した後に改善がみられた反張膝や足部内反が，AFO に変更後，徐々に悪化していった．これは，GS-KAFO を使用した歩行トレーニングの効果が定着していなかったことに加え，GS-KAFO から AFO への突然の移行に伴う難易度の変化に適応しきれなかったと考えられる．そのため，GS-KAFO を使用した歩行練習の次段階として，KAFO より膝関節の固定性が低く，AFO より膝関節の制御が容易な軟性の膝装具（Knee Brace：KB）と AFO を併用した歩行練習の機会を設け，段階的に難易度を上げていくように工夫した（図16）．

d）更生用装具の作製

歩行トレーニングの結果，備品の AFO を使用した場合でも，IC から出現していた反張膝が軽減し，歩幅，歩隔が拡大したため，本人用の AFO を再作製することとなった．症例は身体障害者手帳を有しており，AFO は2本目の作製であったために福祉制度を利用し更生用装具*として作製した．作製された AFO は，それまでに使用していた MAFO よりも固定力の強い金属支柱とし，足継手にはシングルクレンザックを採用，足関節の底屈を制限した．また，足部内反の抑制のために T ストラップを追加した（図17）．金属支柱付 AFO を作製後，歩行は自立レベルとなった．

＊更生用装具

> 一般的に病気による後遺症や事故による怪我を負った際に，最初に作る装具は治療用装具として医療保険で作製され，生活期に同一の型式の装具を再び作製する場合は日常生活上必要な装具として更生用装具が作製されることになる．

Ⅲ. 生活期の下肢装具療法事例

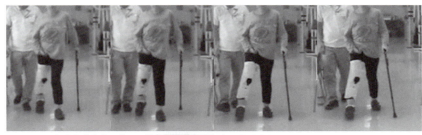
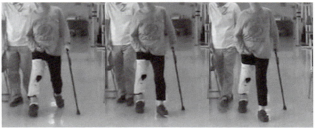
歩行練習の様子（前額面）

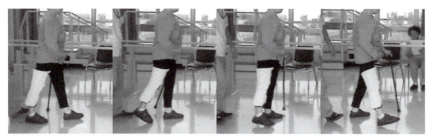
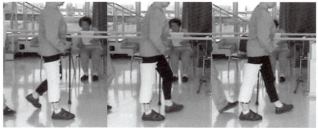
歩行練習の様子（矢状面）

図 16　KB と金属支柱付 AFO を使用した歩行練習の様子
金属支柱付 AFO は一側に GS，一側にダブルクレンザック継手を使用

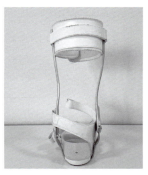
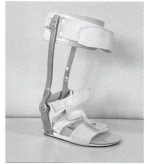

図 17　更生用装具として作製された金属支柱付 AFO

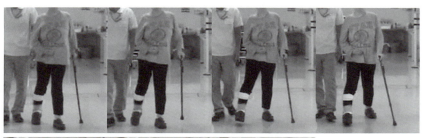
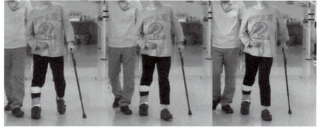

図18 金属支柱付AFOを使用した歩行の様子（前額面）

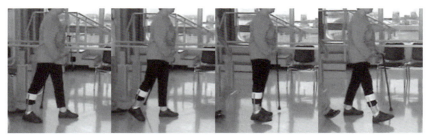
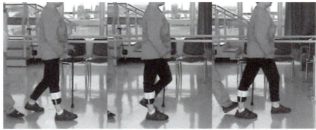

図19 金属支柱付AFOを使用した歩行の様子（矢状面）

図18，19に，金属支柱付AFOの歩容を示す．足部の内反は矯正され，歩隔が広く，MAFOを使用していた時期（図10）と比較すると著しく歩幅が拡大している（図20）．

e）歩行トレーニングの後に改善した歩行機能

通所リハ利用開始時に使用していたAFOは，入院中に使用していたGS-KAFOをカットダウンしたものでダブルクレンザックにより背屈5°固定されていた．その後作製したMAFOと比較すると，歩幅や歩行速度に大きな変化はない．トレーニングの結果足部内反や反張膝が軽減し，歩行能力が向上しているかと思われたが，歩行機能自体に変化はなく，歩行トレーニングの効果が十分に現れているとは言い難い結果となっている．再度，GS-KAFOを使用した歩行トレーニングを行った後に作製した金属支柱付AFOでは，歩行速度が向上し，歩幅が拡大

Ⅲ. 生活期の下肢装具療法事例

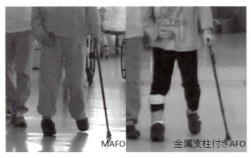
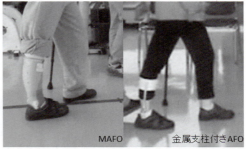

図20　MAFO使用時と金属支柱付AFO使用時の歩容の比較

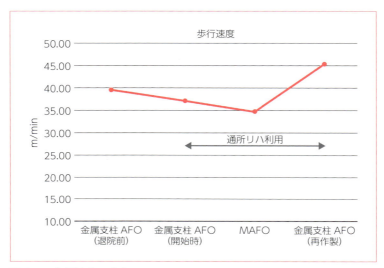

図21　歩行速度の変化

している（図21, 22）．IC直後からみられていた膝関節の過伸展は改善し，TStにかけて股関節が伸展するようになった．遊脚初期にかけての膝関節屈曲はまだ不十分であるが，麻痺側下肢を大きく分廻すことなく振り出しが可能となっている．また，固定力が強固な金属支柱に加え，内反抑制のベルトを付加したことで矯正力が増した．その結果，従来，足部の固定を高めようと生じていた足関節底背屈筋の同時収縮が軽減し，装具内での足部内反が改善したと考えることができる．足関節や膝関節の二次的合併症予防を目的に取り組んだ歩行トレーニングではあったが，歩容の改善のみならず，歩行機能にも改善がみられた．

f）KAFOを用いた歩行トレーニングの留意点

　KAFOは歩行トレーニングに用いられる治療用の装具であり，主たる使用者は治療者である理学療法士であると言える．支柱や大腿部の半月は股関節下部にまで及ぶため，ズボンの着脱が難しく，病棟や在宅生活で使用することは困難である．そのため，KAFOの膝ロックを外した状態で歩行した際に，膝関節の制御が可能であると判断された場合，即座にカットダウンが行われ日常生活で使用可能なAFOに形を変えてしまうことがある．しかし，KAFOを使用するような症例の場合，重度の運動麻痺を呈していることが多く，その使用効果である股関

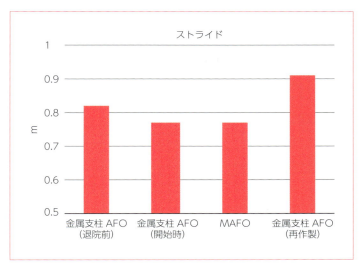

図22　ストライド長の変化

節や足関節の運動学習が不十分だと，カットダウン後に立脚期の膝関節屈曲や過伸展が生じてしまう可能性がある．

　吉尾[3]はAFOへ移行する際に，踵接地の確立を一つの指標とすべきであるとしている．しかし，実際の臨床では踵接地の確立を判断するには経験を要し困難が伴う．そのため，カットダウンの結果，歩容が悪化するということは十分に考えられる問題である．理学療法士は，歩容の悪化に対して，膝関節の制御に問題があると判断した場合は，再度KAFOを使用したトレーニングを取り入れることも考慮すべきである．また，トレーニングの課題難易度が高すぎることで新たな問題が発生する可能性があることも念頭に置くべきである．そして，KAFOを使用した歩行トレーニングの効果や効率性の高さを理解し，症例に十分な説明ができるように準備しておくことが重要であると言える．

おわりに

　近年，歩行トレーニングに使用できる様々な歩行支援機器や下肢装具を用いたトレーニング方法が提案されており[4,5]，発症から年単位の期間が経過した生活期の症例であっても，歩容の改善を目的としたトレーニングの効果は期待できると言える．しかし，下肢機能に関節可動域の制限や著しい筋萎縮などの二次的合併症が生じているようなケースでは期待されるほどの効果が得られない場合もある．生活期の理学療法士は，歩行トレーニングだけではなく，二次予防といった観点からも対象者をみる力を養う必要があると言える．

文献

1) 村上忠洋ほか：片麻痺に対する短下肢装具の適応基準—異常歩行と動作時筋緊張の観点より—．日義肢装具会誌 17：17-21, 2001

2) 増田知子：下肢装具を用いた歩行トレーニングに

Ⅲ．生活期の下肢装具療法事例

おける要点．極める！ 脳卒中リハビリテーショ
ン必須スキル，吉尾雅春総監，gene，愛知，66-
72，2016

3）吉尾雅春：装具療法．脳卒中理学療法の理論と技
術，改訂第2版，原 寛実ほか編，メジカルビュー
社，東京，310-322，2016

4）阿部浩明ほか：急性期重度片麻痺例の歩行トレー

ニング．脳卒中片麻痺者に対する歩行リハビリテ
ーション，阿部浩明ほか編，メジカルビュー社，
東京，98-120，2016

5）増田知子：回復期の歩行トレーニング．脳卒中片
麻痺者に対する 歩行リハビリテーション，阿部
浩明ほか編，メジカルビュー社，東京，121-140，
2016

（芝崎　淳）

20

実　践

進行性疾患に対する
外来での装具療法

SUMMARY

■ 症例は進行性の脳血管奇形により，過去に血行再建術を施行した若年の生活期脳卒中後片麻痺者で，歩行は無装具で屋内外ともに杖も装具も使用せず完全自立していたが，麻痺側初期接地（Initial contact：IC）時に膝関節屈曲位のまま，全足底接地する歩容が観察された．歩容異常と歩行能力を改善すべく，Gait solution design（GSD）と軟性膝装具を併用した歩行トレーニングを行ったところ，介入から1か月後には，歩容と歩行能力の改善に至った．

■ その約12か月後，再び症例を担当する機会を得た．進行性疾患のため身体機能は前回よりも低下し，歩容はIC時に前足部から接地するようになり，Extension thrust pattern（ETP）を呈していた．病状の進行と，それに伴う活動量の減少によって，麻痺側下肢の筋力低下が生じ，歩容異常が再び出現したものと判断し，再度GSDと軟性膝装具を用いた歩行トレーニングを実施した．1か月後には，GSD装着下でのETPは軽減したが，無装具ではIC時の前足部接地が残存した．

■ 疾患特性上，病状の進行は避けられず，長期的に装具は必要と判断し，本人用のGSDを購入した．その後，購入したGSDは日常的に装着して歩行するよう指導し，治療場面ではGSDと軟性膝装具を併用した歩行トレーニングを継続した．

■ 最終時には，麻痺側下肢筋力の向上が得られ，GSD装着下での歩容と歩行能力が更に改善した．

症例提示

1　進行性の脳血管奇形（Cerebral proliferative angiopathy）10歳代 男性（6年前発症）

　発症から6年が経過した時点での画像を**図1**に示す[1]．6年前に間接的血行再建術を施行し，その後，社会的な理由によりリハビリテーションは実施されなかった．本人・家族が歩行能力の向上を希望され，当院の外来リハビリテーション（外来リハ）利用となった．介入時のADLは全て自立していた．初回評価時の右上下肢機能は，Brunnstrom recovery stage（Br. stage）にて右上肢・手指がV，下肢がVIで，麻痺側下肢のMMT（Manual muscle testing：徒手筋力検査法）は股関節屈曲・伸展・内転・外転が4，膝関節伸展が5，屈曲4，足関節底・背屈がともに4で，非麻痺側下肢に関しては全て5であった．感覚は表在・深部ともに軽度鈍麻で，ROM（Range of motion test：関節可動域）には制限がなかった．

　歩行は屋内外ともに無装具で独歩可能であったが，IC時に膝関節屈曲位での全足底接地が

Ⅲ. 生活期の下肢装具療法事例

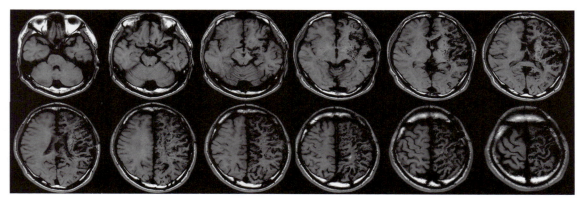

図1　症例のMRI画像（Cerebral proliferative angiopathy）
（文献1より引用）

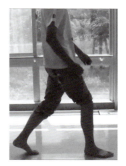

図2　自然歩行時の麻痺側初期接地

（文献1より引用）

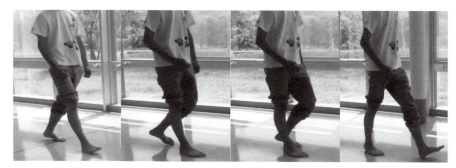

図3　口頭指示後の歩容
IC時に膝関節伸展位での踵接地が可能となるが，その後下腿が前傾せず，Extension thrust pattern（ETP）を呈している．
（文献1より引用）

観察され（図2）[1]，10 m歩行速度（最大，無装具）は79.9 m/min，重複歩距離111.1 cmであった．膝関節屈曲位で全足底接地した場合，Heel rocker（HR）が有効に機能せず，効率的な歩行を可能にするための力学的な特徴である倒立振子に必要な初速（運動エネルギー）を産生できないために，歩行速度の低下を招く場合がある．実際に症例の最大歩行速度は，年齢を考慮すると十分とは言い難く，歩行能力を向上させるためには，倒立振子に基づいた歩容へと導く必要があると考えた．

幸いにも運動麻痺は軽度で，比較的筋力も保たれていたことから，膝関節伸展位での踵接地を口頭指示すれば，HRが効果的に機能するようになり，倒立振子に基づいた歩容へ改善できるのではないかと思われた．しかし，口頭指示後の歩容はIC直後に急速な足関節底屈とETPが観察されるようになり，目視上にて歩行速度が顕著に低下した（図3）[1]．IC直後に必要な足関節背屈モーメントが不足している場合，ETPといった歩容異常を呈することが報告されている[2]．麻痺側の前脛骨筋の筋力は非麻痺側に比べ低下していたことから，ETPの背景の一つには，IC直後に床反力によって生じる足関節底屈モーメントに拮抗する，前脛骨筋の遠心性収縮による足関節背屈モーメントの不足によってHRが機能せず，ICからLRにかけて下腿

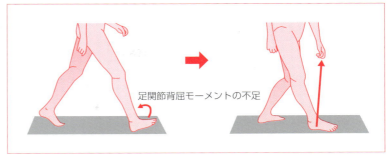

図4 足関節背屈モーメントの不足によるETPの出現

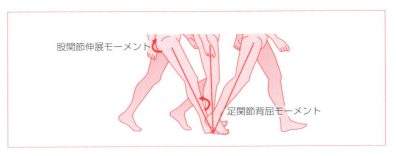

図5 IC直後に足関節背屈モーメントと股関節伸展モーメントが発揮されることでLRからMSにかけて床反力は膝関節周辺を通過する

を前傾できないために，床反力が膝関節の前方を通過するためと推察した（**図4**）．そこで，油圧抵抗によって足関節背屈モーメントの不足を補い，HR機能を補助するとされるGSD[3]を装着し，歩行トレーニングを試みた．GSD装着時の歩容の変化や経過については次項で述べる．

装具を用いた理学療法介入

1 GSD装着時の歩容

　GSDの機能を有効に利用するため，膝関節伸展位で踵接地するよう口頭指示したうえで歩行トレーニングを開始した．GSD装着後は，急速な足関節底屈は軽減したが，IC以降の大腿および骨盤の前方推進が不十分で，ETPは制御されなかった．歩行中の膝関節の制御は足関節と股関節の相対的な位置関係によって規定され[4]，本来であればIC直後に前脛骨筋による足関節背屈モーメントとハムストリングスおよび大殿筋による股関節伸展モーメントが床反力に抗して発揮されることで，その後の荷重応答期（Loading response：LR）から立脚中期（Mid stance：MS）にかけて床反力が膝関節中心を通過するようなアライメントでの歩行が可能となり，ETPは生じないはずである（**図5**）．しかし，本症例においては前脛骨筋に加え，ハムストリングスおよび大殿筋にも筋力低下が認められた．このことから，GSDを装着してHR機能を補助したにも関わらずETPが改善されなかった要因の一つとして，IC直後に必要な股関節伸展モーメントの不足により，IC後にGSDの補助によって前方へ引き出された下腿に対して，大腿および骨盤が追従できず，その後のLRからMSにかけて床反力が膝関節の前方を通過するために，ETPを引き起こしていると推察した（**図6**）．

Ⅲ. 生活期の下肢装具療法事例

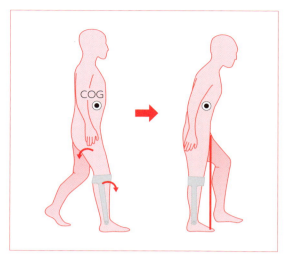

図6 本症例における Extension thrust pattern の背景

GSD の補助によって引き出された下腿に対して，大腿および骨盤が追従できないことで，LR から MS にかけて床反力が膝関節の前方を通過する．

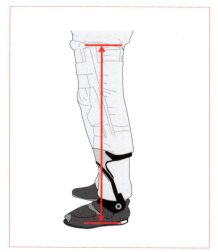

図7 GSD と軟性膝装具の併用によるテコの長さの延長化

　以上のことから，そもそも本症例が膝関節屈曲位での全足底接地を呈していた経緯として，膝関節伸展位で踵から接地した場合，前述した問題によってETPが生じるために重心を円滑に前方へ推進できず，歩行速度の低下や非麻痺側ステップ幅の短縮を招いていたものと思われた．そのため，IC 時に膝関節屈曲位での全足底接地をあえて選択し，重心を前方へ保つことで歩行速度を維持していたと推察した．いずれにしても，症例の歩行能力を改善するためには，倒立振子に基づいた歩容へ是正することが前提になると考え，GSD によって HR 機能を補助し，低下した股関節伸展筋力でも IC から MS にかけて股関節伸展が容易にできるよう軟性膝装具を装着してテコの長さの延長を図った（図7）．そして，倒立振子の形成を意識した無杖での前型歩行トレーニングを導入した．

2 GSD と軟性膝装具を併用した歩行トレーニングの実際とその効果

　GSD に加えて軟性膝装具を装着し，テコの長さの延長を図ったが，歩行トレーニングの場面において，IC 後に股関節が屈曲位に留まる場面がみられた．そのため，IC 直後の足関節底屈と同時に，股関節が伸展していくよう，治療者が後方から徒手介助にて大腿部を誘導し，倒立振子の形成を意識しながら行った（図8）．股関節伸展筋力が低下している場合，軟性膝装具などを加え，テコの長さを延長したとしても，IC 後に股関節が屈曲位に留まることがある．対策としては，前述したような徒手介助による誘導や，麻痺側もしくは非麻痺側下肢のステップ幅を小さくすることで，IC から MS にかけて股関節を伸展させることが可能となる場合があり，対象に応じて使い分けると良い．

　GSD と軟性膝装具を併用した前型歩行トレーニング後には，膝関節のコントロールを学習する目的で，GSD のみでの歩行トレーニングを行った．その後，GSD のみでの条件下でも

20. 進行性疾患に対する外来での装具療法

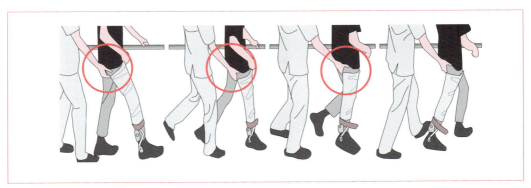

図8 徒手介助によるICからMSにかけての股関節伸展の誘導

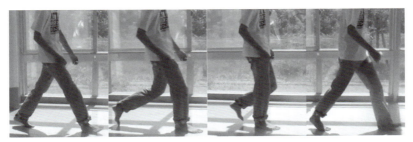

図9 前回最終時の歩容
（文献1より引用）

ETPが改善したタイミングで，無装具での前型歩行トレーニングを追加した．なお，下肢装具を利用した歩行トレーニングと並行して，ブリッジやスクワットといった下肢筋力強化トレーニングを実施した．

介入から25日目には，麻痺側下肢のMMTが，股関節屈曲・伸展・外転が5，膝関節屈曲は5へと向上した．歩容は無装具でもIC時に膝関節伸展位での踵接地が可能となり，ETPが改善した（図9）[1]．10m歩行速度（最大，無装具）は115.3 m/min，重複歩距離153.8 cmとなり，連続歩行距離においても500 mから1500 mへと大幅に増大した．

今回は約1か月という短期間の介入であったことや，無装具でも倒立振子を形成した歩容での歩行が可能となり，GSD装着下とほぼ同等の歩行速度であったことなどから，本人用の装具の購入は不要と判断した．

3 前回介入時から12か月後の身体機能と歩行能力の変化

前回から12か月後，歩きにくさを主訴に，再び当院を受診された．疾病の進行に伴い運動麻痺は増悪し，Br. stageでは右上肢・手指がⅢ，下肢はⅣとなった．麻痺側下肢MMTに関しても，股関節屈曲・外転が4，伸展・内転が3，膝関節伸展が4，屈曲が3，足関節背屈が3，底屈が2+と低下が認められた．ROMは変化がなかったが，感覚は表在・深部ともに中等度鈍麻となった．歩行はIC時に前足部から接地し，ETPを呈していた（図10）．10m歩行速度（快適，無装具）は63.1 m/min，重複歩距離105.2 cmであった．

181

Ⅲ. 生活期の下肢装具療法事例

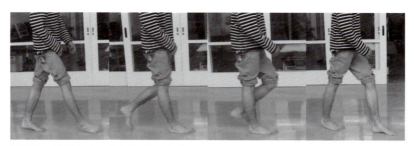

図10　前回から12か月後の歩容

　前回は口頭指示のみでIC時に膝関節伸展位での踵接地が可能であったため，同様に口頭指示をしたものの，前足部接地は改善できなかった．そのため，遊脚時の背屈モーメントを補い，IC時に踵接地を可能にすることと，HR機能を補助する目的でGSDを装着した．GSD装着後，IC時に踵接地が可能となったが，大腿および骨盤が後方に残り，ETPは改善されなかった．

　以上の評価結果から，歩容異常が顕著となった背景には，病状の進行に伴い，前回問題視した足関節背屈と股関節伸展モーメントの不足が再び出現したことが関与していると推察した．また，これらの関節モーメントの不足によって生じた歩容の変化が，更に筋活動量の低下を助長し，筋活動量の減少に伴う筋力低下も生じているものと思われた．それらの下肢筋力の強化を目的として，再度，ブリッジやスクワットといった下肢筋力強化トレーニングを行った．また，歩行トレーニングの場面では，再び，GSDと軟性膝装具を併用し，倒立振子の形成を意識した前型歩行トレーニングを積極的に実施した．なお，前回と同様，軟性膝装具を加えた状態でもIC後に股関節が屈曲位に留まる場面がみられたため，治療者が後方から徒手介助にて大腿部を誘導しながら行った．

　約1か月後にはGSD装着下でのETPは軽減したが，無装具では前足部接地とETPが残存した．疾患特性上，今後の病状の進行は避けられないことが予想され，長期的に装具が必要な状態になると判断した．この時点では，GSDによってHR機能を補助することで，倒立振子を形成した歩容での歩行が可能であったことから，購入する下肢装具はGSDを選択した．GSD購入後は，倒立振子を形成した歩容の定着化を図るため，日常的に装着して歩行するよう指導した．また，治療場面では下肢筋力強化トレーニングに加えて，GSDと軟性膝装具を併用した歩行トレーニングを継続した．

　介入開始から47日後，麻痺側下肢のMMTが股関節屈曲が5，外転が4，足関節底屈が3へと向上した．歩行は，GSD装着下でのETPが改善し，10m歩行速度（快適，GSD装着）に関しては，78.9 m/min，重複歩距離125.0 cmとなった（図11）．なお，無装具では前足部接地とETPが残存したため，GSDは日常的に装着して歩行するよう指導した．また，股関節伸展筋力の改善も不十分であったことから，両脚および片脚ブリッジを自主トレーニングとして行うよう指示した．そして，GSDの不具合や身体機能の変化といった問題が生じた際には，再度受診するよう促し外来リハを終了した．

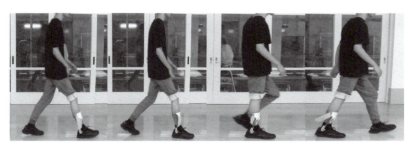
図11　今回最終時の歩容

おわりに

　脳卒中片麻痺者の歩行再建を目的とした歩行トレーニングにおいて，歩行における力学的パラダイムとして知られる倒立振子モデルを再構築することは重要である．下肢装具を用いて倒立振子を再現する歩行トレーニングは，無装具でも歩行可能な片麻痺例の歩行能力や歩容の改善にも応用することができる．

　なお，本症例のような進行性疾患においては，疾病の進行は回避できない問題であり，状態の変化に応じて下肢装具などを適宜選定できるよう，フォローアップする体制を構築することも念頭におく必要があるだろう．

文献

1) 門脇　敬ほか：倒立振子モデルの形成をめざした下肢装具を用いた歩行トレーニングの実践により歩行能力が向上した片麻痺を呈した2症例．理学療法学 46：38-46，2019
2) 大畑光司：Gait solution 付短下肢装具による脳卒中片麻痺の運動療法とその効果．PTジャーナル 45：217-224，2011
3) 山本澄子：バイオメカニクスからみた片麻痺者の短下肢装具と運動療法．理学療法学 39：240-244，2012
4) 増田知子：回復期脳卒中理学療法のクリニカルリーズニング―装具の活用と運動療法．PTジャーナル 46：502-510，2012

（門脇　敬）

21 実 践

短下肢装具にて自立歩行していた脳卒中既往のある症例に対する長下肢装具を用いた歩行トレーニング

SUMMARY

- 本症例は3度目の脳卒中を発症し急性期保存的加療がなされた後に症状が消失した．ところが，以前より使用している短下肢装具が本症例の状態に適応しておらず，明らかな歩行障害を呈していた．すなわち，今回の発症前から歩行障害を抱えていたことになる．

- 短下肢装具の再作製とともに，本症例の生活習慣によって生じたと思われる廃用を改善させ，歩行能力の改善を図ることとした．本症例の歩行の特徴である麻痺側の踵接地から荷重応答期にかけての衝撃緩衝システムの問題を治療標的として捉え治療することとした．

- 歩容異常を改善させるためには長下肢装具（Knee ankle foot orthosis：KAFO）を用いた課題特異的なトレーニングが必要であると判断した．KAFOを使用したステップ練習を基礎として歩容の再構築を図り，歩容の改善とともに歩行速度の大幅な改善を得た．

過去に2度の脳卒中既往のある脳卒中新規発症例を担当する機会を得た．発症前には短下肢装具とT字杖を使用して屋内外共に歩行自立していた症例であった．急性期加療後に，本症例が今回発症して出現した症状は速やかに消失した．今回の発症前の状態に戻り，短下肢装具と杖を使用し歩行可能であったが，明らかな歩容異常がみられた．

その歩容は遊脚期中に麻痺側足関節が底屈位となり，足尖接地となり，立脚初期より急激に膝関節が伸展するものであった．本症例の装具は14年ほど前に作製されたもので，明らかに本症例の現在の状態に適していないものであり，現在の身体状況に合わせた下肢装具の再検討が必要となった．以前の発症からこれまでの経過を聴取すると，症例の身体活動量の低下による廃用が，装具が不適応となった背景にあり，装具の再検討と共に身体機能の改善が必要であると思われた．本症例の歩行特性をGait judge system，表面筋電図（Surface electromyography：EMG）を用いて評価し，その上で，身体機能を改善し歩容の改善を図るため，短下肢装具を使用している症例であったが，歩行能力の改善を目的としてKAFOを一時的に使用したトレーニングを実施し歩容の改善を得た．最終的には短下肢装具を作製し退院した．本症例に提供した下肢装具を用いた理学療法アプローチと経過についてEMG所見の変化を含めて概説する．

症例提示

70歳代の男性．過去に二度の脳卒中の既往があり，右片麻痺を呈していた．発症6日目の

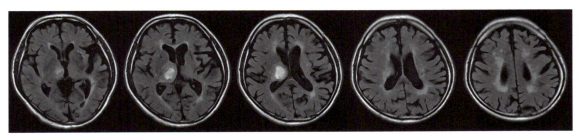

図1　発症6日目のT2FLAIR画像

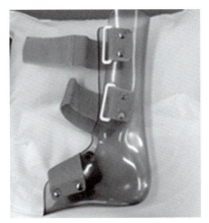

図2　Hiflex foot gear（HFG）

T2FLAIR画像を図1に示す．今回の発症前は短下肢装具（Hiflex foot gear：HFG）（図2）とT字杖を用いて屋内外共に歩行自立していた．今回，右下肢の動きにくさを自覚し経過をみていたが，症状の改善を認めなかったため，8日後に当院を受診し脳出血の診断で入院となった．保存的加療が選択され，10病日より理学療法介入開始となった．介入から数日後には，機能障害は前回退院時とほぼ同じ状態に改善した．15病日の理学療法評価初見はBrunnstrom recovery stageの上肢がⅤ，手指がⅤ，下肢がⅢ〜Ⅳであった．ROM制限は麻痺側の足関節背屈が5°で非麻痺側は10°であった．表在感覚には軽度〜中等度の鈍麻がみられた．SIASの下肢腱反射の項目は2，下肢筋緊張の項目は2であった．自宅内での歩行は自立レベルであったものの，慣れない病棟環境を考慮して，病棟内歩行は監視歩行としたためFIM歩行は5，階段昇降も5であった．バランス能力の程度はBerg balance scale（BBS）にて31/56であった．

1 歩容

a）HFG装着時

本症例が14年ほど前に作製し使用し続けているHFG（図2）を装着し歩行した際の歩容を図3に示した．

麻痺側遊脚期中に足関節は底屈位となり，踵接地できず，足尖からの接地となった．初期接地（Initial contact：IC）直後，急激な膝関節の伸展（Extension thrust pattern：EPT）がみられた．

Ⅲ. 生活期の下肢装具療法事例

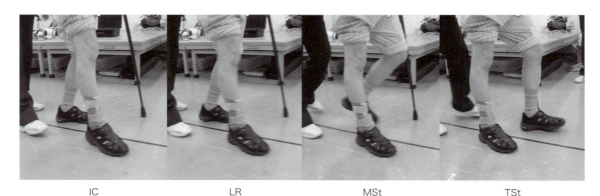

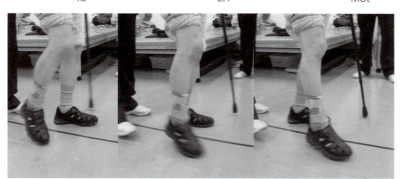

図3 HFG を装着した際の歩容

IC：Initial contact（初期接地），LR：Loading response（荷重応答期），MSt：Mid stance（立脚中期），TSt：Terminal stance（立脚終期），ISw：Initial swing（遊脚初期），MSw：Mid swing（遊脚中期），TSw：Terminal swing（遊脚終期）

b）油圧制動付短下肢装具（Gait solution design：GSD）装着時

遊脚期中の足関節底屈は GSD の油圧抵抗により HFG に比べ軽度改善するものの，それでも踵接地できず，全足底接地となった．また，膝関節の急激な過伸展は残存した．

装具を用いた理学療法介入

1 Gait judge system および EMG を用いての評価

遊脚期中に足関節が底屈位となる要因を明らかにするために GSD を装着した状態の歩行をGait judge system を用いて評価した．歩行中の足関節モーメントを計測したところ，遊脚期中に底屈モーメントが観察された（図5）．EMG では，遊脚期に前脛骨筋（TA）の活動は観察されず，ヒラメ筋の筋活動が観察された（図6）．すなわち，遊脚期中に本来活動すべきではない底屈筋が活動して底屈位となっていることがわかった．

2 評価結果から介入方針の決定

本症例は遊脚中に足関節底屈位となっていた．遊脚中に底屈筋の活動が生じ，IC の前に底

21. 短下肢装具にて自立歩行していた脳卒中既往のある症例に対する長下肢装具を用いた歩行トレーニング

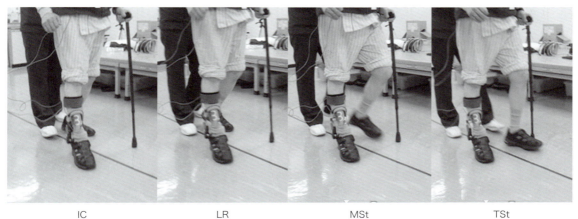

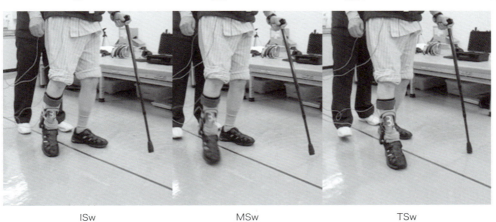

図4　GSDを装着した際の歩容

IC：Initial contact（初期接地），LR：Loading response（荷重応答期），MSt：Mid stance（立脚中期），TSt：Terminal stance（立脚終期），ISw：Initial swing（遊脚初期），MSw：Mid swing（遊脚中期），TSw：Terminal swing（遊脚終期）

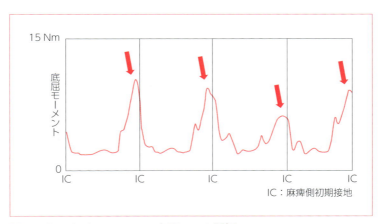

図5　Gait judge systemを用いての評価

屈トルクを発生させ，ICを底屈位で迎えようとするものであった．

本症例は14年前にHFGが処方されているが，おそらく，処方された時期にはこのような異

187

Ⅲ. 生活期の下肢装具療法事例

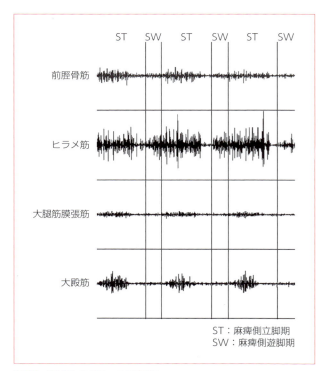

図6　EMGを用いての評価

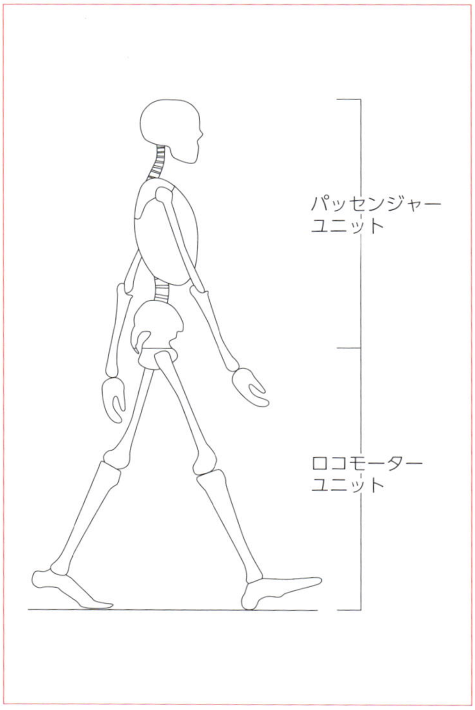

図7　パッセンジャーユニットとロコモーターユニット

　常歩容は出現していなかったと推察される．身体活動量の低下に伴う廃用の要素が少なからず関連してこのような歩容異常に至ったと推察した．すなわち，今回は脳出血後の症状が早期に喪失したため，今回の発症による後遺症はなく，この異常歩容出現の背景は廃用による下肢筋力低下が深く関連しているものと推察した．幸いにも，ほとんど関節可動域制限はなく，円背もない．このことから廃用によって低下した筋力を運動療法によって再獲得することが可能なのではないかと推察した．装具の再検討の前にできる限り廃用を改善させる必要があると考えた．

　本症例の歩容として特徴的なのは遊脚中の麻痺側の足関節底屈とその後の膝関節の急激な伸展である．この特徴的現象をシステム理論的アプローチ[1]の視点から，踵接地後の衝撃を緩衝するシステムの問題としてとらえ，床半力を膝関節の前方に通過させることで，破綻した衝撃を緩衝するシステムを代償しようとした現象と解釈した．本来であれば，遊脚期には背屈位となり，IC時には踵接地してその後に荷重応答期（Loading response：LR）をむかえ，前脛骨筋の遠心性収縮によって緩やかに底屈し，それに伴い下腿は前傾する．この一連の適切なLRの活動を再構築することが歩行能力を再建する鍵となると考えた．IC後に膝関節が急激に伸展する歩容の背景には膝関節の問題のみならず，多様な因子が存在し，股関節と膝関節，足部のアライメントが密接に関与する．単に足関節の問題だけに焦点を当てて治療しても，ダイナミックに変動する床半力成分とそれが通過する各関節の位置，骨盤より上部のパッセンジャーユニット[2]（図7）の位置関係が密接に関連するため根本的な改善には至らないと推察した．

　現に，症例にGSDを装着させ，歩容の変化を観察すると遊脚中の足関節の底屈は制動できつつあったが，麻痺側の遊脚期に十分な歩幅が確保できず踵接地が確立されないため，LRは形

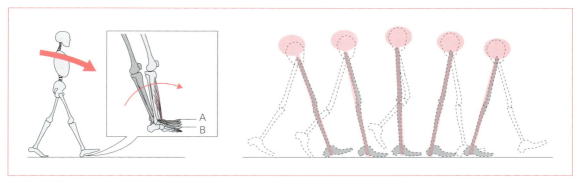

図8　足部のロッカー機構と倒立振子運動

成されず，ロッカー機構が働く機会がなく，下腿はLRに前倒せずに後傾位のまま推移し，パッセンジャーユニット（図7）は接地する麻痺側の足部よりだいぶ後方に位置したままとなってしまう（図4）．足部ロッカー機構が働くことによって下腿は前傾し，倒立振子運動[3]（図8）のごとく立脚中期（Mid stance：MSt）に重心は最も高い位置に移行し，そこから立脚終期（Terminal stance：TSt）に前倒して前方推進成分となる．この一連の動きが阻害されるという問題も生じている．本症例の踵接地を確立させるためには遊脚中の足関節の底屈を制動する必要があるが，それに加えて，踵接地が確立するためには十分な歩幅を保った麻痺側下肢の遊脚が可能となること，さらに，遊脚終期（Terminal swing：TSw）に膝関節が十分に伸展する歩容を再学習する必要がある．そのためには前遊脚期（Pre-swing：PSw）にあたるTStに下肢を振り出すための準備状態が形成されていなければならない．すなわちTStに股関節が伸展位となり，股関節を屈曲させる作用を持つ腸腰筋が十分に伸張されている必要がある．十分に前足部に荷重がなされれば，足関節は荷重条件下で背屈位となることとなり，このことも自動的な歩行制御機構を賦活する上で極めて重要な因子となる[4]．

　足・膝・股関節さらにはパッセンジャーユニット[2]との関節位置をタイミングよく調整し，アライメントを適切に保ちつつ歩容を再学習するにはHFGの足部制動だけで制御するのは困難であり，大腿の動きも制御できるKAFOを用いて足・膝・股関節のアライメントを同時に制御する必要があると考えた．

3　理学療法プログラム

　GS-KAFOを用いて膝関節の固定性を補い，足部の動きと股関節の動きを強調した麻痺側および非麻痺側のstep練習を実施することとした．なお，非麻痺側のstep練習（図9）では麻痺側底屈筋の伸長と遠心性収縮を促通させること，さらに股関節中間位から伸展位になることに伴い必要となる股関節屈曲筋が遠心性に収縮する活動を促すことを狙い，また，麻痺側のstep練習（図10）では踵接地後の前脛骨筋の遠心性収縮を促通させることを狙い，股関節を屈曲させて，床反力が膝関節と股関節の中心を通過することをイメージし，股関節屈曲位から股関節伸展筋力を発揮させて伸展位に至るように誘導した．そしてその練習後に平行棒内歩行練習を実施した．その練習を経て杖歩行練習を実施した．

　このプログラムによって得られた実際の筋活動を評価したところ，GS-KAFOを用いた平行

Ⅲ. 生活期の下肢装具療法事例

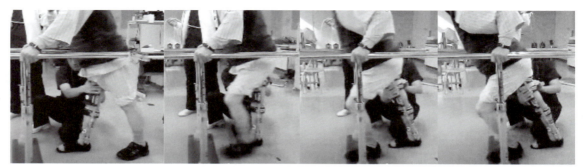

図9　非麻痺側のStep練習

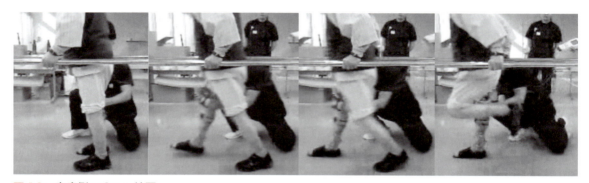

図10　麻痺側のStep練習

　棒内でのstep練習中には踵接地後のTAの活動と大殿筋のわずかな活動の増大が観察され，GS-KAFOを用いた平行棒内の歩行練習時にはヒラメ筋の遊脚中の過活動の減弱が観察された（図11）．また，僅かであるが大殿筋の筋活動が増大した（図11，12）．

　さらに，プログラム実施直後のGSD装着下の歩行をGait judge systemにて測定したところ，step練習前は通常IC後に出現するファーストピークが観察されず，遊脚期中に底屈モーメントが観察されていたが，step練習後は遊脚中の底屈モーメントは消失し，IC直後にファーストピークが出現するようになった（図13）．

　この他，自主トレーニングとして安全に独力で遂行できるブリッジングや反復起立などを行っていただくよう指導した．

4　経過

　GS-KAFOを用いたstep練習を歩行練習と合わせて実施した．初期の段階ではstep練習を多く行い，徐々にstep練習量を減らし，相対的に歩行練習量を増大させた．股関節の伸展活動の改善に伴い，膝関節の固定性を緩やかにするため，KAFOからsemi-KAFO，軟性膝装具＋GSD，GSDなど段階的に装具を変えて練習に取り組んだ．

5　最終評価

　練習継続により，歩容は改善し（図14），歩行速度は18.5 m/minから60.5 m/minに改善した．BBSも31点から45点へ改善した．本症例は当院入院中，週に5日間，1日に理学療法，

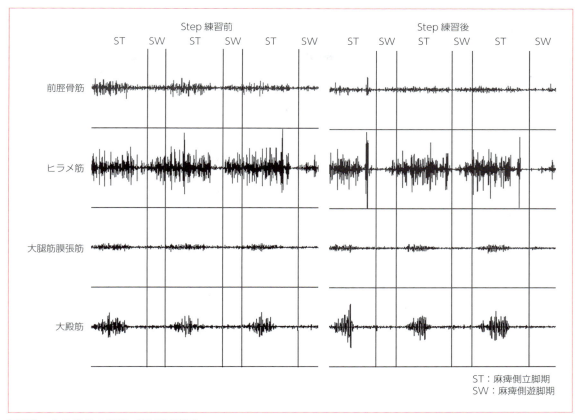

図11 介入前後の比較（EMG 評価）

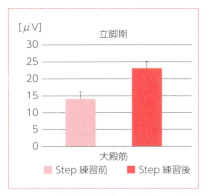

図12 麻痺側立脚期の大殿筋の最大筋活動電位

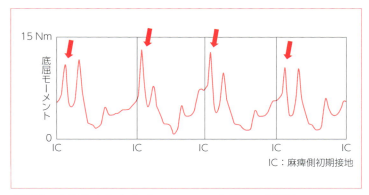

図13 介入後の Gait judge system を用いての評価

　作業療法，言語聴覚療法による3部門の介入がなされていたが，退院後は週2回のデイサービスのみの利用となるため，入院時と比べ活動量の減少が推察される．"運動嫌い"という症例の性格から，今後も活動量の低下は避けられないものと推察される．入院中の介入によって歩容の改善は得られたが，遊脚期中の底屈モーメントは完全には消失せず，また，GSDのみではMSt以降の膝関節が伸展する現象は残存した．そのため，膝関節の保護も重視し，

III. 生活期の下肢装具療法事例

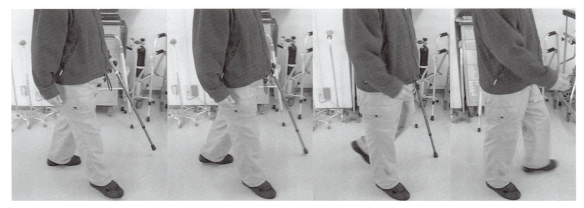

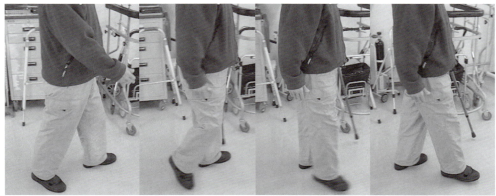

図14　最終評価時の歩容

tamarack継手式AFOを作製した．

おわりに

　　KAFOは膝関節に十分な安定性を提供できる．また，足部を可動性のあるものにすることで股関節および足関節の大きな可動性が得られ，筋活動を促通できる可能性があると思われる．KAFOは治療用の装具として，歩行機能を向上させる上で有効なツールと成り得る．既に短下肢装具や裸足にて自立歩行を獲得した症例でも，必要ならば，歩容や歩行能力を改善するための一手段として，KAFOを用いた練習を一考することも重要であると思われる．

文献

1) 大畑光司：中枢神経疾患に対する理学療法技術の変遷．福井　勉ほか責任編集，理学療法技術の再検証，三輪書店，東京，2-14，2015
2) 山本澄子：正常歩行と片麻痺歩行のバイオメカニクス．脳卒中片麻痺者に対する歩行リハビリテーション，阿部浩明ほか編，メジカルビュー社，東京，12-27，2016
3) 大畑光司：装具歩行のバイオメカニクス．PTジャーナル 47：611-620，2013
4) Gordon KE, et al：Ankle load modulates hip kinetics and EMG during human locomotion. J Neurophysiol 101：2062-2076, 2009

（阿部　浩明）

22 実践

足関節背屈制限を有する生活期重度片麻痺者に対する長下肢装具を用いた歩行トレーニング

SUMMARY

- 症例は2年前に脳出血の既往がある重度片麻痺者で，てんかん重積を発症し当院へ救急搬送された．点滴加療によりすぐに症状は改善し，短下肢装具装着下でT字杖歩行が可能となったが，麻痺側立脚相で麻痺側の下腿後面に疼痛が生じていた．

- 本症例の麻痺側下腿三頭筋の筋緊張は極めて亢進しており，麻痺側足関節には背屈制限を認めた．また歩行時の疼痛は入院前から存在し，この疼痛の出現以降，自宅内の移動手段として車椅子を使用する頻度が多くなったとの訴えがあった．

- 活動性の低下によって生じたと考えられる麻痺側の足関節背屈可動域の狭小化（筋緊張が著しく亢進した下腿三頭筋の短縮）により，歩行中に下腿三頭筋の伸長痛をきたすようになったと推察した．そこで下腿三頭筋の短縮に対して起立台を用いた持続伸長を行い，拡大した足関節背屈可動域を利用した歩容を再学習するために，長下肢装具を一時的に使用したstep練習と歩行練習を積極的に実施した．

- 歩行時の疼痛は足関節背屈可動域の拡大に伴い軽減し，理学療法開始から約3週間後には歩行速度と重複歩距離の増大が得られた．

症例提示

1 症例紹介

　症例は2年前に左被殻出血を発症し当院[※]への入院歴がある40歳代の男性である[1, 2]．2年前の脳出血発症当日のMRIを図1[1]に示す．回復期病院を経て自宅へ退院されたが，重度の右片麻痺が残存し歩行にはT字杖と短下肢装具（Ankle foot orthosis：AFO）を必要とした．今回，痙攣発作後に頭痛と吐気があり当院へ救急搬送され，てんかん重積の診断で入院となった．点滴加療後，すぐに症状が改善し入院前の状態に戻ったが，入院中の廃用予防を目的として理学療法処方がなされた．

※筆者執筆時は広南病院

Ⅲ. 生活期の下肢装具療法事例

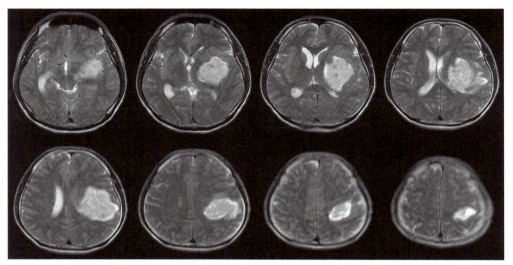

図1 2年前の脳出血発症当日のMRI（T2強調画像）
（文献1より引用）

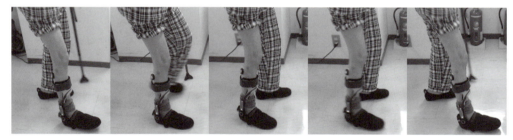

図2 初回評価時の歩容（T字杖使用，AFO装着下）
（文献1より引用）

2 初回評価（入院2日目）

a）理学療法評価

　Brunnstrom recovery stage（右）はⅡ-Ⅱ-Ⅱ（上肢-手指-下肢）で重度片麻痺を呈していた．麻痺側の下腿三頭筋には著しい筋緊張の亢進がみられ，Modified ashworth scale（MAS）は3であった．足関節背屈可動域は非麻痺側が15°あるのに対して，麻痺側は0°であった．表在感覚，深部感覚は上下肢ともに重度鈍麻，高次脳機能障害にはブローカ失語と右半側空間無視を認めた．

b）歩行

　初回評価時の歩容を図2[1)]に示す．T字杖とAFOを使用し遠位見守りで歩行可能であったが，麻痺側立脚相で麻痺側の下腿後面に疼痛が生じていた．歩行時の疼痛は今回の入院前から存在し，この疼痛の出現により自宅内を車椅子で移動する頻度が多くなったと，本人および同居する家族からの訴えがあった．快適歩行速度は13.1±1.2 m/min，重複歩距離は31.1±0.7 cmであった（3回測定の平均値を記載）．

194

図3　起立台を用いた下腿三頭筋の持続伸長
麻痺側足趾の下にマットを入れることで足趾屈曲を防止した.

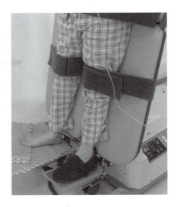

装具を用いた理学療法介入

1 歩行時の疼痛出現の背景と理学療法介入

a) 疼痛出現の背景
　脳卒中発症後には不動や筋緊張の亢進によって関節拘縮が起こり，この関節拘縮が原因の運動時痛・伸長痛を生じることがある[3].　本症例の場合，在宅生活における活動性の低下によって麻痺側の足関節背屈可動域が狭小化（筋緊張が著しく亢進した下腿三頭筋が短縮）し，短縮した下腿三頭筋が麻痺側立脚相に伸長されることで疼痛が出現していると推察した.

b) 疼痛に対する理学療法介入
　本症例における歩行時の疼痛を軽減させるためには，短縮した下腿三頭筋を伸長し，狭小化した足関節背屈可動域を改善させる必要があると考えた．そこで入院3日目より，起立台を用いて約20分間の下腿三頭筋の持続伸長を実施した（図3）．慢性期脳卒中者の下腿三頭筋に対する持続伸長の即時的な効果としては，足関節背屈可動域の拡大とMASの減少などが報告されており[4]，本症例においても持続伸長の直後に足関節背屈可動域が0°から5°へ拡大，MASが3から2へ減少し，さらに歩行時の疼痛が軽減した．この即時効果が得られたことより下腿三頭筋に対する持続伸長を継続して行い，入院9日目には足関節背屈可動域が10°まで拡大し，歩行中に出現する疼痛の訴えはなくなった．後述のstep練習中にも下腿三頭筋は十分に伸長されると思われたため，この時点で起立台を用いた持続伸長の実施を終了した．

2 拡大した足関節背屈可動域を利用した歩容の再学習に向けて

a) 歩容を再学習する重要性
　入院3日目の下腿三頭筋の持続伸長後に足関節背屈可動域が拡大し歩行時の疼痛が軽減したものの，快適歩行速度（15.1±1.1 m/min）と重複歩距離（35.3±1.0 cm）には大きな変化を認めず，歩行様式も揃え型のままであった．このことから，本症例が持続伸長によって拡大した足関節背屈可動域を歩行中には利用できていない可能性があり，足部の関節拘縮と歩行時の疼痛が再発しないようにするためには，拡大した背屈可動域を利用できる歩容を再学習する

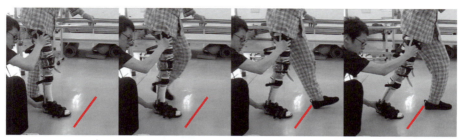

図4　KAFOを使用した非麻痺側下肢のstep練習（入院9日目）
床の目印（赤線）を超えるように非麻痺側下肢をstepさせ，麻痺側の足関節が背屈位となるように誘導した．

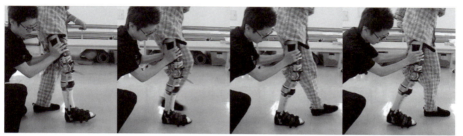

図5　KAFOを使用した麻痺側下肢から非麻痺側下肢のstep練習（入院9日目）
麻痺側初期接地後の股関節伸展と足関節背屈を誘導した．

ことが重要であると考えた．

b）歩容の再学習における介入方針

　本症例の歩容は図2[1)]で示したように揃え型であった．拡大した足関節背屈可動域を歩行中に利用するためには，非麻痺側下肢をより前方へstepし，麻痺側立脚相で麻痺側の股関節が伸展する歩容（前型歩行）の獲得を目指す必要があった．そこでAFOよりもレバーアームの長い長下肢装具（Knee ankle foot orthosis：KAFO）を一時的に使用した前型歩行練習の反復を通じて，麻痺側立脚相で股関節をより伸展させ足関節背屈可動域の拡大を図る方針とした．

3　KAFOを使用した理学療法介入の実際

a）KAFOを使用したstep練習

　入院4日目より下腿三頭筋の持続伸長後にKAFOを使用した歩行練習を試みた．しかし，揃え型で歩行していた期間が長かったため，徒手的な介助では前型歩行を誘導することに難渋した．そこで，歩行に類似した運動課題として平行棒でのstep練習を取り入れた．初めは下腿三頭筋の伸長痛が出現しない範囲で非麻痺側下肢をstepさせ，麻痺側の股関節が伸展し足関節が背屈位となるように誘導した（図4）．その際，前方の床に設置した目印を超えるように非麻痺側下肢をstepさせることで課題の成功と失敗を明確にし，その目印の距離を遠ざけることで非麻痺側下肢のstep距離を延長させた．また平行棒を使用することで麻痺側立脚相の時間を確保し，非麻痺側下肢を大きくstepすることが可能となるが，非麻痺側の上肢を過剰に用いないように注意した．非麻痺側下肢のstep練習後は麻痺側下肢をstepしてから非麻

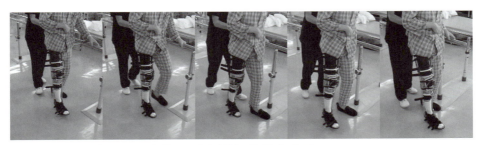

図6　KAFO を使用した平行棒での歩行練習（入院 9 日目）

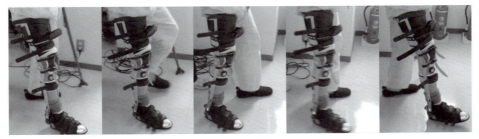

図7　T 字杖と KAFO を使用した歩行練習（入院 12 日目）
（文献 1 より引用）

麻痺側下肢を step させ（図5），歩行により類似させた運動課題へと移行した．

b）KAFO を使用した歩行練習

図5で示した step 練習を十分に繰り返した後に，平行棒での前型歩行練習を行った（図6）．この歩行練習では step 練習で習得した動作が連続的に再現できるように，症例に歩容を伝えながら麻痺側の股関節伸展を誘導した．徒手的な介助がなくても平行棒で前型歩行が可能になったことを確認し，入院12日目より T 字杖歩行の練習を開始した（図7）[1]．なお，リハビリテーション（リハ）室内で行う平行棒および T 字杖での歩行練習では KAFO のみを使用し，病室とリハ室間の移動や看護師との病棟内移動の際に AFO を使用した T 字杖歩行の練習を実施した．

4　最終評価（入院22日目）

a）理学療法評価

Brunnstrom recovery stage（右），感覚障害，高次脳機能障害は初回評価時から変化しなかった．麻痺側足部の筋緊張と可動域は入院 9 日目と変わらず，下腿三頭筋の MAS は 2，足関節背屈可動域は10°であった．

b）歩行

最終評価時の T 字杖と AFO を使用した際の歩容を図8[1]に示す．初回評価時と比較して非麻痺側下肢がより前方へ step し，前型での歩行が可能となった．快適歩行速度は27.3±0.9 m/min，重複歩距離は57.3±3.3 cm へと増大した（3 回測定の平均値を記載）．

Ⅲ. 生活期の下肢装具療法事例

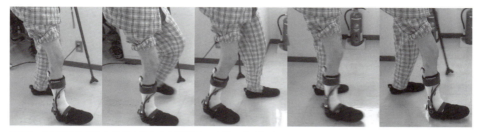

図8　最終評価時の歩容（T字杖使用，AFO装着下）
（文献1より引用）

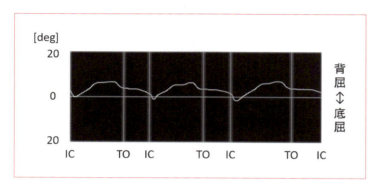

図9　初回測定時の麻痺側足関節角度
図中のICは麻痺側初期接地，TOは麻痺側足趾離地を示す．
（文献1より引用）

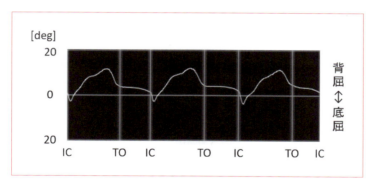

図10　最終測定時の麻痺側足関節角度
図中のICは麻痺側初期接地，TOは麻痺側足趾離地を示す．
（文献1より引用）

5　歩行中の麻痺側足関節角度

　初回評価と最終評価時に，歩行中の麻痺側足関節角度をGait Judge System（パシフィックサプライ社製）で測定した．初回および最終測定時の歩行開始から5step以降の3周期における麻痺側足関節角度を図9[1]と図10[1]に示す．初回測定時（図9）[1]では麻痺側立脚相の後半で背屈方向への角度変化が減少することに対して，最終測定時（図10）[1]には立脚相の後半まで背屈方向への角度変化が生じていることが確認できる．それぞれの図に示した3周期の立脚相における足関節最大背屈角度の平均値は，初回測定時（6.9±0.4°）より最終測定時（12.2±0.4°）で拡大していた．この結果は，本症例が持続伸長によって拡大した足関節背屈可動域を利用した歩容を獲得できたことを示唆し，それによって歩行速度と重複歩距離が向上したと考えられた．

おわりに

在宅生活を送っている脳卒中片麻痺者における関節可動域制限の中で最も発生頻度が高い麻痺側足関節の背屈制限[5]は，歩行時の下肢疼痛と歩行能力に関わる重要な因子の一つであり，生活期の症例であっても改善させ得る可能性を判断し積極的に関わる視点が重要であると思われた．

文献

1) 辻本直秀ほか：麻痺側足関節底屈筋の筋緊張が亢進し足関節背屈制限を有する慢性期重度片麻痺者に対する長下肢装具の使用経験．第4回脳血管障害への下肢装具カンファレンス2015論文集 34-35，2015

2) 阿部浩明ほか：急性期から行う脳卒中重度片麻痺例に対する歩行トレーニング（第二部）．理療の歩み 28：11-20，2017

3) 西山智彦：痛み．標準理学療法学 専門分野 神経理学療法学．吉尾雅春ほか編，医学書院，東京，172-183，2013

4) Yeh CY, et al：Quantitative analysis of ankle hypertonia after prolonged stretch in subjects with stroke. J Neurosci Methods 137：305-314, 2004

5) 福屋靖子：成人中枢神経障害者の在宅における生活動作と関節拘縮の関係について．理学療法学 21：90-93，1994

（辻本　直秀）

索引

和文索引

あ・い

アーチサポート　144
アウトカム　69
足継手　114
——の選定　15
アライメント　103
意識障害　87

う・お

運動時痛・伸長痛　195
運動失調　101
屋外歩行練習　108

か

外減圧術　49
介護認定　134
介護保険サービス　132
介助ベルト　52, 72
外側線条体動脈　32
回復期リハビリテーション病棟　58, 101
拡散異等方性（FA）　37
拡散強調画像　33
拡散テンソル画像（DTI）　35
下肢介助ベルト　71
下肢筋電図波形　105
下肢装具の再作製　135
下肢装具の耐用年数　132
下肢装具のチェックシート　136

下肢装具の破損　133
荷重応答　142
荷重刺激　103
荷重痛　143
下腿三頭筋　106
——が短縮　195
——の痙縮　18
——の持続伸長　195
——の重度筋緊張亢進例　15
——の重度の筋緊張亢進例　13
——の伸長痛　193
——の短縮　193
課題難易度　51, 73, 76
カットダウン　70, 74, 76-78, 105, 174
環境調整　131
関節可動域制限　199
関節拘縮　195

き

基底核筋骨格系ループ　121
機能分化　58, 69
急激な膝関節の伸展（EPT）　185
求心性・遠心性収縮の切り替え　106
起立-着座練習　52
金属支柱付き AFO　171

く・け

靴の選定　108
ケアマネジャー　136

こ

高座位　53
更生相談所　143
更生用装具　136, 143, 171
後方介助歩行　104
股関節屈曲-伸展の交互運動　105

し

視床　88
視床出血　41, 101
視床吻側　87
システム理論的アプローチ　188
持続伸長　193
膝関節伸展モーメント　142
質量中心（COM）　147
自動的な歩行の神経機構　105
重度片麻痺　41
昇降式ベッド　104
上行性網様体賦活系　88
小脳性認知情動症候群　121
身体障害者更生相談所　137
身体障害者手帳　135, 137

す

錐体外路　4
錐体路　4
髄板内核　88
ステップトレーニング　105
ステップ練習　24, 54

索引

せ

生活期片麻痺者　130
正常歩行　23
接地位置の乱れ　103
前核　88
前脛骨筋　23
——による衝撃緩衝システム　155
全失語症　30
前腹側核　88

そ

装具回診　60, 62
装具カンファレンス　10, 52
装具検討会　60, 62
装具ノート　65, 66, 68
足圧中心（COP）　146
足関節最大背屈角度　198
足関節底屈モーメント　170
足関節背屈可動域が狭小化　195
足関節背屈可動域の狭小化　193
足部内反　154, 159, 168, 171

た

帯状皮質運動野　90
大脳小脳運動ループ　121
立ち上がり動作　104
短下肢装具（AFO）　116

ち

地域連携　66, 68
注意障害　102
中脳大脳脚　37
長下肢装具（KAFO）　101, 109
治療用装具　136

つ・て

継手付プラスチックAFO　107
適合判定　143

と

頭蓋形成術　49
動作時筋緊張　142
——の亢進　130
頭頂葉　112
倒立振子　70, 80, 178, 189
——運動　20, 21, 75, 155, 166, 170
——モデル　8, 9, 95
ドロップフット　154

な

内反尖足　166
内反足　102
内包後脚　20
内包膝　87
軟性股関節装具　43
軟性膝装具（KB）　70, 180

に・の

二足直立位　53
脳幹網様体　89

は

裸足　106
パッセンジャーユニット　188, 189
反張膝　147, 171

ひ

ヒールロッカー　22
非荷重　106
膝のロッキング　102
皮質脊髄路（CST）　31, 35
皮膚筋反射　73
表面筋電計　13, 15, 23
表面筋電図（EMG）　20, 184

ふ

ファーストピーク　190

フォローアップ　64-66
ブレースカンファレンス　44

へ

片脚立位　53
胼胝　133, 142
ペンフィールドの「ホムンクルス」　31

ほ

放線冠　50
歩行様筋活動　51
補装具費　137
補足運動野　90
ボトックス注射　145

ま

麻痺側足関節角度　198
麻痺側足関節の背屈制限　199

め

メタタルザルパッド　144
免荷歩行器　43

ゆ

油圧制動付短下肢装具　151
油圧制動付長下肢装具　163, 164
床反力ベクトル　21

よ

要否判定　143
予測的姿勢制御　118
予測的姿勢調節機能　50, 53, 56

ろ

ロコモーターユニット　188
ロッカー機構　21

数字・欧文索引

2動作前型歩行（交互型歩行）
54, 105
2動作前型歩行練習 13-15, 35,
37

A・B

Ankle-Foot Orthosis (AFO)
116
buckling knee pattern (BKP)
3, 75, 83, 85, 123

C

Center Of Mass (COM) 147
central pattern generator
(CPG) 122
Clinical rating Scale for Contra-
versive Pushing (SCP) 14
Computed Tomography (CT)
110
corticospinal tract (CST) 35

D・E

Diffusion Tensor Imaging
(DTI) 35
EMG 20, 25, 186, 188, 191

extension thrust pattern (ETP)
3, 35, 75, 85, 123, 178, 185

F

FA ratio 37
FA 値の比 37
fractional anisotropy (FA) 37,
93
Functional Ambulation Catego-
ries (FAC) 49
Functional Ambulation Catego-
ry (FAC) 35

G

Gait Judge 191
―― System 184, 186, 187,
190, 198
Gait Solution Design (GSD)
20, 97, 179
Gait solution 足継手 52
――付き KAFO 13, 16
Gait solution (GS) 81
――足継手付き KAFO 37

H

Heel rocker function 55
Hip Knee Ankle Footorthosis

(HKAFO) 41

J・K

Japan coma scale (JCS) 87
KAFO 作製の留意点 30
Knee Brace (KB) 70, 75, 76
Knee-Ankle-Foot Orthosis
(KAFO) 109

O・P

Omo Neurexa 52
pusher 現象 14

S

semi-Knee Ankle Foot Orthosis
(semi-KAFO) 35, 39, 45
semi- 長下肢装具 (semi-KAFO)
3, 35
side-cane 73
step 練習 193, 196

T・W

T ストラップ 171
Waller 変性 36

検印省略

歩行再建を目指す
下肢装具を用いた理学療法
定価（本体 5,000円＋税）

2019年3月16日　第1版　第1刷発行
2022年3月1日　　同　　第2刷発行

編集者　阿　部　浩　明
　　　　（あ　べ　ひろ　あき）
発行者　浅　井　麻　紀
発行所　株式会社 文 光 堂
　　　　〒113-0033　東京都文京区本郷7-2-7
　　　　TEL（03）3813-5478（営業）
　　　　　　（03）3813-5411（編集）

© 阿部浩明, 2019　　　　　　　　印刷・製本：広研印刷

ISBN978-4-8306-4573-0　　　　Printed in Japan

・本書の複製権，翻訳権・翻案権，上映権，譲渡権，公衆送信権（送信可能化権
　を含む），二次的著作物の利用に関する原著作者の権利は，株式会社文光堂が
　保有します．
・本書を無断で複製する行為（コピー，スキャン，デジタルデータ化など）は，
　私的使用のための複製など著作権法上の限られた例外を除き禁じられています．
　大学，病院，企業などにおいて，業務上使用する目的で上記の行為を行うことは，
　使用範囲が内部に限られるものであっても私的使用には該当せず，違法です．
　また私的使用に該当する場合であっても，代行業者等の第三者に依頼して上記
　の行為を行うことは違法となります．
・JCOPY〈出版者著作権管理機構 委託出版物〉
　本書を複製される場合は，そのつど事前に出版者著作権管理機構（電話 03-
　5244-5088，FAX 03-5244-5089，e-mail：info@jcopy.or.jp）の許諾を得てください．